Kaffee, Kekse und Kantine?
Gesund und ideenreich essen im Büro

Kaffee, Kekse und Kantine?
Gesund und ideenreich essen im Büro

Von Claudia Osterkamp-Baerens

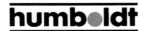

humboldt-Taschenbuch 1094

Die Autorin:
Claudia Osterkamp-Baerens, Diplom-Ökotrophologin, ist Doktorandin am Lehrstuhl für Präventive und Rehabilitative Sportmedizin an der TU München (Themenbereich: Mineralstoffbedarf von Ausdauersportlern) und Mitarbeiterin am Olympiastützpunkt Frankfurt Rhein/Main als Ernährungsberaterin für Spitzensportler sowie Referentin bei Fortbildungen für Trainer und Sportärzte.

Umwelthinweis: gedruckt auf chlorfrei gebleichtem Papier

Hinweis für den Leser:
Alle Angaben in diesem Buch wurden sorgfältig geprüft und entsprechen dem aktuellen Stand von Wissenschaft und Forschung. Dennoch kann für diese Angaben vom Verlag keine Gewähr übernommen werden.

Umschlaggestaltung: Wolf Brannasky, München
Umschlagfotos (Vorder- und Rückseite): Fotostudio Peter Bornemann, München
Zeichnungen im Innenteil: Michael Hüter, Bochum
Redaktion: Annerose Sieck, Norderstedt

© 1997 by Humboldt-Taschenbuchverlag Jacobi KG, München
Druck: Presse-Druck Augsburg
Printed in Germany
ISBN 3-581-67094-1

1 2 3 * 99 98 97

Inhalt

Vorwort: »Spitzensportler« am Schreibtisch	9
Wenn der kleine Hunger kommt...	11

Ernährung im Büroalltag: Theorie und Praxis — 13

Wissenswertes über den Stoffwechsel	13
Hunger – die »Tankanzeige« unseres Körpers	14
Ohne Energie keine Leistung – das gilt auch im Büro!	16
Wie aus dem kleinen Hunger der Heißhunger auf Süßes wird	18
Süßes ist nicht giftig – aber Kontrolle muß sein	19
Falsche Ernährung macht dick, träge und unkonzentriert	22
Das Motto lautet: Regelmäßig essen!	22
Wie sich das Mittagstief entschärfen läßt	24
Das gefürchtete »Ansetzen«	25
Worauf der Kopfarbeiter bei seiner Ernährung achten sollte	27
Was heißt eigentlich kohlenhydratbetont?	27
Der Geheimtip: Zwischenmahlzeiten!	29
Auch das Trinken gehört dazu	30
Pausen sind nicht nur zum Essen da...	30
Typische Ernährungsfehler im Büro	31

Das kleine ABC der Lebensmittelkunde — 37

Die Nährstoffrelation: Maßband für die Lebensmittel	37
Die Kohlenhydratlieferanten	40
Kohlenhydrat ist nicht gleich Kohlenhydrat	41
Nährstoffdichte statt leerer Kalorien	43
Obst und Gemüse: Reich an Vitaminen, Mineralien und Ballaststoffen	49

Woher kommt der Dickmacher Fett?	50
Speisefette und Öle – sichtbare »Fettaugen«	52
Milch- und Milchprodukte: Fetthinweisschilder mit Tücken	52
Gut versteckt: Das Fett in Fleisch und Wurst	55
Süßigkeiten und Co.: Zucker im Fettmantel	58
Trinken am besten ohne Kalorien	59
Exkurs: Light-Produkte auf dem Prüfstand	60
Die Menge macht's!	64

Die wichtigsten Ernährungsregeln fürs Büro   67

5 Mahlzeiten braucht der Kopfarbeiter!	67
Ein absolutes Muß: Viel und regelmäßig trinken	67
Die richtigen Lebensmittel essen	68
Der kritische Blick auf den Teller	69
Zu guter Letzt noch ein paar Einkaufstips	70

Schreibtischlein deck dich: Praktische Ernährungsvorschläge   71

Das Frühstück: Startschuß in den Tag	71
Grundsatz Nummer Eins: Zu Hause frühstücken!	71
Was darf's sein: Wurstbrötchen oder Cornflakes?	72
Auf den Brotbelag kommt es an!	73
Die andere Möglichkeit: Muntermacher Müsli!	80
Was ist besser: Brot oder Müsli?	84
Warum denn immer Kaffee?	85
Empfehlenswerte Frühstücksvarianten	86
Frühstücksideen für den Morgenmuffel	89
Bürotaugliche Zwischenmahlzeiten	91
Der berühmte Apfel zwischendurch	91
Der Joghurt-Mythos	92
Das Phänomen Schokoriegel	94
»Aussteuer« für die Schreibtisch-Schublade	95
Was man zwischendurch so alles essen kann!	96
Wenn der Heißhunger auf Süßes kommt…	101

Eine warme Mahlzeit am Tag muß sein	102
Was mittags so gegessen wird...	103
Kantinenessen – besser als sein Ruf	105
Alternativen zum Kantinenessen	112
Das Abendessen ohne Ablenkungen genießen	124

Das eigene Verhalten ändern — 127

Die Psychologie der Kaffeetasse	127
Dextrose – Geheimwaffe oder Bumerang?	129
Worauf wir getrost verzichten können: Süßstoffe	131
Mal etwas anders gedeckt: Der Besprechungstisch	132

Auf einen Blick: Der Weg zum Ziel — 135

Register — 139

Vorwort
»Spitzensportler« am Schreibtisch

Richtige und gesunde Ernährung findet jeder wichtig. Das bestätigen Umfragen immer wieder. Daß die Ernährung – neben dem allgemeinen Gesundheitszustand, den Witterungsverhältnissen, der psychischen Verfassung, dem Alter und anderen Einflüssen – aber auch eine wichtige Rolle bei der körperlichen Leistungsfähigkeit spielt, ist allerdings nur den wenigsten bewußt. Im Leistungssport wird inzwischen durch die Erarbeitung von individuellen Ernährungsstrategien versucht, die Belastungsfähigkeit des Körpers zu unterstützen. Und dies nicht etwa nur im Bereich der »Extremsportarten« Marathon, Triathlon oder Radrennsport. Es besteht heute kein Zweifel mehr daran, daß Ernährung auch die mentale – also geistige – Leistung maßgeblich fördern kann. So planen auch Spitzensportler der Konzentrationssportarten wie Schießen, Autorennfahren oder Billard ihre Ernährung ganz gezielt.
Im Berufsalltag wird der Einfluß, den die Ernährung auf unser Wohlbefinden hat, nicht nur unterschätzt, sondern meist sogar ignoriert. Dabei ist ein Erwerbstätiger durchaus mit einem Spitzensportler zu vergleichen. Schließlich leben wir – um das oft gebrauchte Schlagwort zu benutzen – in einer Leistungsgesellschaft. Ohne Leistung kein Schulabschluß, kein Examen, kein Job, kein Geld. Ganz abgesehen von der enormen Verantwortung, die so mancher Berufstätige für den Betrieb, die Mitarbeiter, die Klienten, Patienten und Kunden trägt. Dabei wird im Beruf eine hohe Leistungsfähigkeit nicht wie beim Sportler nur über wenige Stunden während der Trainingseinheiten verlangt, sondern in der Regel über einen Zeitraum von 8 Stunden. So gesehen sind Erwerbstätige eigentlich »Spitzensportler« par excellence.
Dieser Aspekt, daß nämlich durch richtige und gezielte Ernährung die Konzentrationsfähigkeit zu verbessern ist, lag mir beim Schreiben des Ratgebers besonders am Herzen. Gleichzeitig ist es mir ein wichtiges Anliegen zu zeigen, daß für eine gesunde und

leistungsfördernde Ernährung weder Getreideschroten noch Haferschleim notwendig sind. Es gibt natürlich keinen Zweifel daran, daß die Vollwertkost, die auch frisches Getreide und grundsätzlich möglichst wenig verarbeitete Produkte in ihre Gerichte einbaut, eine sehr gesunde und nährstoffreiche Ernährung gewährleistet. Fest steht allerdings, daß sie relativ zeitaufwendig und nicht unbedingt jedermanns Geschmack ist, auch wenn sicherlich vieles reine Gewöhnungssache wäre.
Eine vollwertige und leistungsgerechte Ernährung ist auch mit den ganz normalen Lebensmitteln aus den Supermärkten möglich, ohne daß dabei zusätzlicher Zeitaufwand oder große geschmackliche Veränderungen in Kauf genommen werden müssen – vorausgesetzt, die Lebensmittel werden mit Bedacht ausgewählt und in den richtigen Mengenverhältnissen kombiniert. Wie insbesondere letztere aussehen sollten, wird an Hand von durchgerechneten Ernährungsbeispielen ausführlich dargestellt. Dabei geht es nicht um die genaue Einhaltung der Grammangaben oder das exakte Erreichen irgendwelcher Prozentzahlen. Ob eine Mahlzeit 49 oder 54 Prozent Kohlenhydratanteil hat, ist nicht so wichtig. Vielmehr sollen die Beispiele zeigen, wie sich Mahlzeiten in ihrem Nährwert durch einfaches Verschieben der Mengenverhältnisse von Lebensmitteln verändern lassen. Dabei habe ich versucht, Faustregeln und -formeln abzuleiten, die bei der Zusammenstellung von Mahlzeiten einfach genutzt werden können, um die Ernährung leistungsorientiert zu optimieren. Denn eines muß klar sein: Der Weg zu einer besseren Ernährung führt im Alltag nicht über exakt berechnete Speisepläne und umfangreiche Rezeptbücher, sondern nur über eigenes Know-how.

Mai 1997
Claudia Osterkamp-Baerens

Wenn der kleine Hunger kommt...

Wer kennt ihn nicht, den kleinen Hunger am Schreibtisch. Manchmal kommt er schon um zehn Uhr, manchmal erst um drei Uhr nachmittags. Fast immer verlangt er nach Süßem: nach Schokolade, Keksen, Pralinen oder Kuchen. In jedem Büro, jeder Praxis und jeder Kanzlei ist man auf ihn vorbereitet: Eine »Schokoladenschublade« oder eine »Bürokeksschachtel« gehören wie die Kaffeemaschine zur Standardeinrichtung.
Nach Feierabend folgt dann das große Finale, wenn man mit Kohldampf den Heimweg antritt und das Abendessen kaum erwarten kann. Hauptsache viel, lautet hier meist das Motto. Mit vollem Bauch läßt sich's auf der Couch beim Fernsehen besonders gut entspannen. Nur das schlechte Gewissen stört die Idylle manchmal ein wenig. Denn schließlich weiß ja jeder, daß große Portionen am Abend ansetzen und auch, daß Süßigkeiten nicht gerade zu einer gesunden Ernährung beitragen.
Aber wie hätte man es denn anders machen sollen? Für das fette Kantinenessen kann man ja schließlich nichts. Eine Küche im Büro gibt es nicht und das Restaurant wird auf die Dauer zu teuer. Außerdem lassen Marathonsitzungen und Termindruck an vielen Tagen gar keine Zeit für richtige Essenspausen.
Solche Gedanken sind sicherlich den meisten Berufstätigen schon durch den Kopf gegangen, insbesondere dann, wenn das Körpergewicht ab dem 35. Lebensjahr beginnt, langsam, dafür aber stetig anzusteigen. Nur, was kann man tun? Weder Joghurt noch Obst im Aktenkoffer haben den Schokoladenheißhunger langfristig bändigen können. Also ist man am Schreibtisch zur ungesunden Ernährung verurteilt?
Sicherlich nicht! Der Schreibtisch läßt sich nämlich ganz einfach zum Eßtisch umfunktionieren. Was man dabei am besten auftischt, möchte dieses Buch an Hand praktischer Tips und konkreter Ernährungsvorschläge aufzeigen. Die typischen Büro-Problemchen wie die Tücken des Kantinenessens, die begrenzten

Transportkapazitäten in der Aktentasche und die kurzen Pausen, die nur wenig Zeit zur Zubereitung von Mahlzeiten lassen, werden dabei berücksichtigt. Besonderer Wert wird auch darauf gelegt, die Stoffwechselsituation des Körpers am Schreibtisch mit in die Ernährungsplanung einzubeziehen. Denn nichts im Körper passiert ohne Grund! Schokoladenheißhunger ist kein Schicksal, sondern meist die Folge einer im Vorfeld falschen Ernährung.

Ernährung im Büroalltag: Theorie und Praxis

Wissenswertes über den Stoffwechsel

Eines unserer wohl wichtigsten Lebensziele ist es, erfolgreich zu sein, vor allem im Beruf. Wie wird man erfolgreich? Eine geflügelte Antwort auf die Frage ist: »Tun«, und zwar das Richtige! Wie aber tut man das Richtige? Indem man sich über Sachlage, Hintergründe und Zusammenhänge informiert, auf dieser Grundlage seine Entscheidungen trifft und sich eine Strategie zurechtlegt.

- Was will ich erreichen,
- auf welchem Weg komme ich dorthin,
- was brauche ich dazu und
- was muß ich folglich tun?

Dies gilt nicht nur im Arbeitsleben, sondern ganz allgemein, für jede Kaufentscheidung, Urlaubsplanung und Wochenendgestaltung. Auch für eine sinnvolle Ernährungsplanung sind Informationen notwendig.

- Was will ich erreichen und
- was erwarte ich folglich von meinem Körper,
- was braucht er dafür,
- wie kann ich es ihm geben und
- was muß ich folglich tun?

Erst das Verständnis für die Zusammenhänge macht zielorientiertes Handeln möglich, motiviert dazu, selbst aktiv zu werden und alte, ungünstige Gewohnheiten gegen neue, günstigere Verhaltensweisen auszutauschen. Daher ist ein kurzer Ausflug in die Theorie der Ernährungslehre und des Stoffwechsels unumgänglich. Er wird sich aber auf die für den Kopfarbeiter wesentlichen Punkte beschränken.

Hunger – die »Tankanzeige« unseres Körpers

Woher kommt nun eigentlich der kleine Hunger, der uns so oft am Schreibtisch überfällt? Grundsätzlich ist Hunger ein Gefühl und gibt uns wie alle Gefühle einen Hinweis darauf, wie es in unserem Inneren aussieht. Unser Körper spricht über Gefühle mit uns: Mit Schmerzgefühlen zwingt er uns zur Schonung der schmerzenden Körperteile, mit Angstgefühlen – zum Beispiel beim zu schnellen Radfahren – mahnt er uns zur Vorsicht, mit dem Gefühl der Müdigkeit fordert er Ruhe zur Regeneration ein und mit Hungergefühlen signalisiert er uns, daß seine Energiereserven zu Ende sind und Nachschub durch Nahrungsaufnahme notwendig ist. Somit ist Hunger grundsätzlich vergleichbar mit der Tankanzeige im Auto, wobei zum Zeitpunkt des Hungergefühls die Nadel bereits auf Reserve steht.

Jede unserer Bewegungen und Tätigkeiten wird nur durch die Umsetzung von Nährstoffen in Energie möglich. Auch für den Körper gilt das Naturgesetz, das wir bei allen Maschinen, die wir im Alltag nutzen, selbstverständlich akzeptieren: ohne Energie keine Leistung! Von den insgesamt 6 bekannten Nährstoffen dienen in erster Linie Kohlenhydrate und Fette zur Energiegewinnung (Abbildung 1). Dabei verfügt der Körper in Form des Unterhautfettgewebes über unendlich viele körpereigene Fettspeicher. Selbst bei sehr schlanken Menschen mit Idealgewicht erreichen die Fettdepots bei Erwachsenen je nach Körpergewicht mindestens eine Größenordnung zwischen 5–7 kg (10 Prozent des Körpergewichts bei 50–70 kg). Bei den Kohlenhydraten dagegen sind die Körpervorräte mit insgesamt 400–600 g um eine ganze Zehnerpotenz kleiner. Daher bedeutet Hunger beim Gesunden in der Regel immer, daß die Kohlenhydratspeicher des Körpers zur Neige gehen.

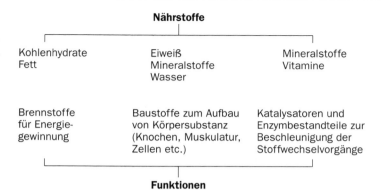

Abbildung 1: Nährstoffe und ihre Funktionen

Als Autofahrer haben wir die Tankanzeige unseres Wagens fast immer im Blick und sind über den Benzinpegel informiert. Rechtzeitig wird für Nachtanken gesorgt. Denn das Risiko, auf halber Strecke irgendwo stehenzubleiben, gehen wir lieber nicht ein. Und wie ist es bei unserem Körper? Reagieren wir hier auch so prompt mit Energienachschub, wenn die Tanknadel in den Reservebereich abzurutschen droht? Jedenfalls im Büroalltag ist das eher die Ausnahme. Die üblichen Reaktionen sind: »Ich habe jetzt keine Zeit oder nicht die Ruhe zum Essen!« »Ich habe nichts Eßbares dabei und herzaubern kann ich jetzt nichts!« »Ich will oder darf jetzt nichts essen, sonst werde ich zu dick!« Im Gegensatz zu unserem Auto kümmern wir uns bei unserem eigenen Körper in der Regel herzlich wenig um die Energiereserven. Dabei müssen wir uns darüber im klaren sein, daß wir bei Mißachtung unseres Hungergefühls riskieren, nicht mehr voll leistungsfähig zu sein. Zwar bleiben wir nicht einfach wie unser Auto stehen. Aber wir werden müde, unkonzentriert und langsam, ein Zustand, den wir uns beim Beantworten der Eingangsfrage »Was will ich erreichen?« sicherlich nicht zum Ziel gesetzt haben.

Ohne Energie keine Leistung – das gilt auch im Büro!

Auch bei der sogenannten sitzenden Tätigkeit am Schreibtisch wird Energie umgesetzt, allerdings weniger von den Muskel- als vielmehr von den Gehirn- und Nervenzellen. Denkleistung und Konzentration sind am PC, im Sekretariat, in Sitzungen und Besprechungen gefordert. Unser gesamtes Zentrales Nervensystem gewinnt seine Energie fast ausschließlich über die Umsetzung von Kohlenhydraten. Etwa 120–150 g Traubenzucker werden allein vom Gehirn täglich umgesetzt, wobei mehrstündige, hohe mentale Beanspruchungen die Umsatzrate zusätzlich erhöhen. Konzentriertes Arbeiten am Schreibtisch treibt daher den Kohlenhydratverbrauch des Körpers in die Höhe.

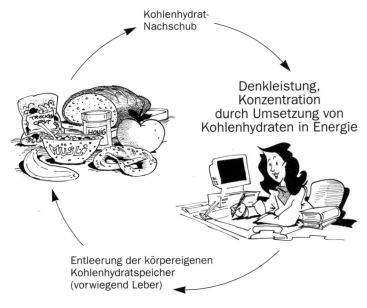

Abbildung 2: Zusammenhang zwischen Ernährung und mentaler Leistungsfähigkeit

Dabei verfügen die Gehirn- und Nervenzellen, anders als beispielsweise die Muskelzellen mit ihrem sogenannten Muskelglykogen (Glykogen ist die Speicherform der Kohlenhydrate im Körper), über keinen zelleigenen Kohlenhydratspeicher, sondern nehmen sich die benötigten Kohlenhydrate einfach aus dem Blut. Für die optimale Energieversorgung der Gehirn- und Nervenzellen spielt daher die Kohlenhydratkonzentration im Blut oder anders ausgedrückt der Blutzuckerspiegel eine wesentliche Rolle. Damit sich die Gehirnzellen ausreichend mit Kohlenhydraten versorgen können, muß der Blutzuckerspiegel innerhalb eines bestimmten Konzentrationsbereichs liegen. Diese Abhängigkeit der Energieversorgung eines unserer wichtigsten Organe, dem Zentralen Nervensystem, vom Blutzuckerspiegel ist im übrigen auch einer der Hauptgründe dafür, warum der Körper auf Schwankungen des Blutzuckerspiegels sehr empfindlich reagiert und stets bemüht ist, ihn in einem konstanten Konzentrationsbereich zu halten. Jeder hat in diesem Zusammenhang sicherlich schon vom sogenannten Unterzucker (Hypoglykämie) gehört, der häufig mit deutlichen körperlichen Symptomen wie Übelkeit, Schwindelgefühlen, Müdigkeit und Zittern verbunden ist.
Bei der Vermeidung dieser ausgeprägten Form des Unterzuckers erweist sich der kleine Hunger als echter Freund und Helfer. Denn zumindest beim gesunden Menschen zeigt sein »Auftritt« an, daß die Kohlenhydrate knapp sind und der Blutzuckerspiegel in den Unterzucker abzurutschen droht. Hört man auf die Warnung des kleinen Hungers und sorgt über eine Mahlzeit für Kohlenhydratnachschub, wird die Gefahr des Unterzuckers wirksam gebannt.
In der Regel ist ein solcher Kohlenhydratnachschub von außen alle 2–3 Stunden notwendig. So lange in etwa kann der Körper mit Hilfe eines kleinen Kohlenhydratdepots in der Leber den Blutzuckerspiegel konstant im Optimalbereich halten. Dabei gibt die Leber ihre Kohlenhydrate dosiert und genau an die Zuckerentnahme der Zellen aus dem Blut angepaßt ab. Der Blutzuckerspiegel bleibt stabil und die optimale Versorgung der Gehirnzellen mit Energie wird gewährleistet – wichtigste Voraussetzung für hundertprozentige Konzentrationsfähigkeit am Arbeitsplatz.

Wie aus dem kleinen Hunger der Heißhunger auf Süßes wird

Versuchen Sie einmal, sich während eines Arbeitstages selbst zu beobachten: Sie werden feststellen, daß der Heißhunger auf Süßes häufig am späten Vormittag oder frühen Nachmittag auftritt. Fast immer war der Vormittag davor besonders hektisch: Eine Besprechung jagte die andere, das Telefon klingelte in einer Tour, einige Briefe oder Unterlagen mußten unbedingt bis mittags im Postausgang sein. Für Essenspausen war überhaupt keine Zeit! Statt dessen ersetzte in aller Regel literweise Kaffee nicht nur die kleine Pause am Vormittag, sondern häufig auch noch das Mittagessen.

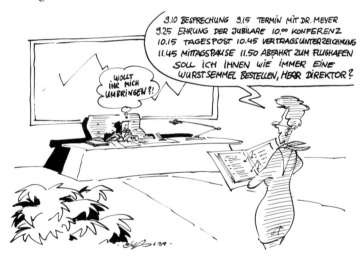

Am frühen Nachmittag passiert es dann meistens: Uns überfällt nicht etwa ein kleines, harmloses Hungergefühl, sondern ein wahrer Heißhunger auf Süßes. Alles, was uns in die Hände fällt, Schokolade oder Kekse, wird heruntergeschlungen. Hauptsache süß... und viel!
Jeder, der eine solche Situation schon erlebt hat, weiß, daß ein Riegel Schokolade oder drei Kekse in solchen Momenten nicht ausreichen. Die ganze Tafel Schokolade oder die ganze Tüte

Kekse muß es sein. Und wenn im Büro irgendwo noch etwas Süßes zu finden ist, dann essen wir häufig auch noch mehr. Manchmal erscheint es fast so, als wolle unser Körper gerade nach hektischen Stunden mit hohem Kohlenhydratverbrauch durch das Gehirn uns durch die Vorgabe der Geschmacksrichtung »süß« quasi zur Kohlenhydrataufnahme zwingen. Denn süß steht für Zucker, wie Traubenzucker, Fruchtzucker oder unseren weißen Haushaltszucker, und diese Zucker, die in Süßigkeiten und Gebäck enthalten sind, sind Kohlenhydrate pur.

Eine vergleichbare Situation haben Sie sicherlich schon einmal nach hohem Fieber oder nach Saunagängen erlebt, wo die Geschmacksnerven ganz in Richtung »salzig« eingestellt sind: Salzstangen, Wurstbrote oder würzige, warme Gerichte sind angesagt, während Kuchen und Schokolade weniger reizen. Der Körper regt dadurch zum Ausgleich des über den Schweiß verlorengegangenen Salzes an.

Unabhängig davon, ob diese Geschmacksempfindungen tatsächlich eine Art Restinstinkt unseres Körpers sind, ist interessant, daß der Heißhunger auf Süßigkeiten gerade am Nachmittag bei geregelter Mahlzeiteneinnahme in Form von Frühstück, Vormittagspause und Mittagessen häufig ausbleibt. Zwar verspürt man oft, insbesondere zum meist obligatorischen Nachmittagskaffee, die Lust auf etwas Süßes. Die Dosierung fällt jedoch nicht so schwer. Nach ein bis zwei Keksen oder einem Stück Kuchen kann man problemlos wieder aufhören.

Süßes ist nicht giftig – aber Kontrolle muß sein

Es geht nicht darum, überhaupt nichts Süßes mehr zu verzehren. Süßigkeiten und Kuchen sind grundsätzlich nicht giftig oder gesundheitsschädlich. Auf der anderen Seite gibt es kein Lebensmittel, das allein unsere Gesundheit und Leistungsfähigkeit aufrechterhalten kann. Jemand, der sich nur von Äpfeln ernährt, wird ebenso unter Mangelerscheinungen leiden wie jemand, der nur Schokolade ißt. Denn auch der gesunde und wertvolle Apfel kann unserem Körper nicht alle Nährstoffe in den Mengen liefern, in denen dieser sie braucht. Vollständig abgedeckt werden kann der Nährstoffbedarf des Körpers nur durch die Kombination vieler verschiedener Lebensmittel und Getränke. Darauf ist auch die allgemeine Empfehlung, möglichst abwechslungsreich und vielfältig zu essen, zurückzuführen. Je mehr verschiedene Lebensmittel in den wöchentlichen Speiseplan eingebaut werden, desto höher ist die Wahrscheinlichkeit, daß alle lebensnotwendigen Nährstoffe in den benötigten Mengen für den Körper bereitgestellt werden. Ernähren wir uns einseitig – das ist bei vielen Schlankheitsdiäten der Fall –, ist die entsprechende Versorgung unseres Körpers nicht gewährleistet.

Somit entscheidet letztlich immer die zugeführte Menge darüber, ob das Nahrungsmittel der Gesundheit schadet oder nützt. Süßigkeiten und Kuchen werden dann zum Problem, wenn sie täglich in großen Mengen verzehrt werden und damit einen beträchtlichen Teil der täglichen Energieaufnahme abdecken. Dann nämlich bleiben zuwenig Kalorien für die anderen lebensnotwendigen Nahrungsmittel wie Obst, Gemüse, Brot, Getreide- und Milchprodukte übrig. Es besteht die Gefahr, daß bestimmte Nährstoffe, insbesondere Vitamine, Mineralstoffe, Eiweiß und lebensnotwendige Fettsäuren, die in Süßigkeiten und Gebäck nur in geringen Mengen enthalten sind, nicht ausreichend zugeführt werden. Erfüllt man sein Soll an diesen wichtigen Lebensmitteln und ißt die Süßigkeiten in großen Mengen zusätzlich, übersteigt die täglich aufgenommene Kalorienmenge meist den Bedarf. Die Energiebilanz ist nicht mehr ausgeglichen (Abbildung 3). Die lebenswichtigen Nährstoffe sind dann zwar alle abgedeckt, das Körpergewicht steigt aber aufgrund des Kalorienüberschusses.

Die Kunst der richtigen Ernährung liegt also darin, dem Körper alle lebensnotwendigen Nährstoffe in ausreichenden Mengen bei ausgeglichener Energiebilanz zur Verfügung zu stellen. Daher ist es auf Dauer gesehen unbedingt notwendig, die tägliche Süßigkeitenaufnahme bewußt steuern und kontrollieren zu können. Eine süße Kleinigkeit zwischendurch ist dabei immer erlaubt, vorausgesetzt es bleibt bei »klein« und sie wird in vollen Zügen genossen. Zum gedankenlosen In-sich-Hineinfuttern sind die beliebten Naschereien nicht geeignet (siehe dazu Seite 58, Süßigkeiten und Co.).

Süßes ist nicht giftig – aber Kontrolle muß sein

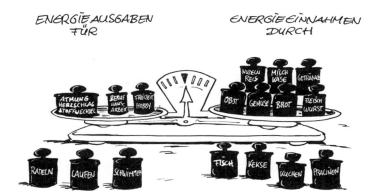

Abbildung 3: Energiebilanz: Kalorienverbrauch und Kalorienzufuhr

Erfahrungen aus der praktischen Ernährungsberatung zeigen, daß die regelmäßige Aufnahme von Mahlzeiten und insbesondere auch das Einhalten von Zwischenmahlzeiten hilft, den Heißhunger auf Süßigkeiten besser in den Griff zu bekommen. Allgemein gilt, daß sich durch lange zeitliche Abstände zwischen den Mahlzeiten der »normale« Hunger zu einem »Riesenkohldampf« steigert. »Schnell und viel« lautet dann meist die Devise. Gezielte, wohlüberlegte Lebensmittelauswahl ist unter diesen Umständen fast unmöglich. Bis der erste Hunger gestillt ist, schlingt man meistens ohne großes Überlegen alles mögliche, was im Kühlschrank zu finden ist, in sich hinein. Erst danach setzt wieder der Verstand ein, meist in Form des schlechten Gewissens. Denn in der Regel hat man nicht nur falsch, sondern im ersten Hunger auch viel zu viel gegessen!

Um also bei der Nahrungsaufnahme die Oberhand zu behalten und nicht durch seine Instinkte überrollt zu werden, ist unbedingt auf eine regelmäßige Nahrungsaufnahme zu achten. Vielleicht wird nicht jeder seine Heißhungerattacken auf Süßigkeiten damit vollständig in den Griff bekommen. Schaden kann es jedoch nichts! Und für die Leistungsfähigkeit des Körpers am Schreibtisch ist es in jedem Fall von Vorteil.

> Nur ein stabiler Blutzuckerspiegel kann die kontinuierliche Energieversorgung des Gehirns sicherstellen. Dabei ist wegen der geringen körpereigenen Kohlenhydratvorräte eine dauerhafte Stabilisierung über den Tag ohne Nahrungsaufnahme nicht möglich.

Falsche Ernährung macht dick, träge und unkonzentriert

Wie oben dargestellt, reicht der Kohlenhydratvorrat für das Gehirn und damit für konzentriertes Arbeiten nur etwa 2–3 Stunden. Zwingend folgt daraus, daß es für eine optimale Leistungsfähigkeit des Körpers über den gesamten Arbeitstag vor allen Dingen auf die Regelmäßigkeit der Kohlenhydratzufuhr ankommt: Etwa alle 2–3 Stunden sollte eine Mahlzeit erfolgen. Gleichzeitig ist dies auch die beste Maßnahme gegen Heißhunger und die damit verbundene Gefahr, zuviel zu essen.

Das Motto lautet: Regelmäßig essen!

Letztlich leitet sich aus diesen Zusammenhängen die weithin bekannte Empfehlung ab, fünfmal statt wie häufig üblich dreimal am Tag zu essen. Denn bei 5 Mahlzeiten wird etwa alle 2–3 Stunden eine Nahrungsaufnahme erreicht. Damit kommt den Zwischenmahlzeiten gerade bei überwiegender Kopfarbeit eine besondere Bedeutung zu. Denn sie helfen, die langen Zeitabstände zwischen Frühstück, Mittagessen und Abendessen zu überbrücken. Findet das Frühstück zwischen sieben und acht Uhr und das Mittagessen zwischen zwölf und ein Uhr statt, liegen bereits 5 Stunden dazwischen. Eine Zwischenmahlzeit um zehn teilt diese lange Spanne in zwei optimale Zeitintervalle von 2–3 Stunden.

Daß die regelmäßige Aufnahme von Kohlenhydraten, insbesondere bei hoher geistiger Beanspruchung über mehrere Stunden, die Leistungsfähigkeit tatsächlich verbessert, zeigt eine Untersuchung an Autofahrern im Rennsimulator (Abbildung 4,

Regelmäßig essen! 23

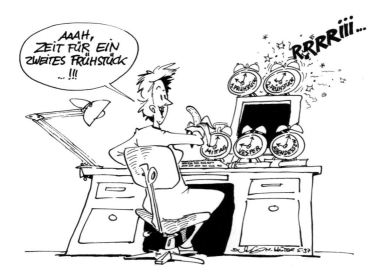

siehe Seite 24). Die Fahrfehlerquote lag gerade bei der letzten Etappe, bei der die Testpersonen bereits über einen längeren Zeitraum in ihrer Konzentration gefordert waren, deutlich niedriger, wenn vor und während der Fahrt Kohlenhydrate aufgenommen worden waren.

Auch wenn die Ernährung, wie im Vorwort bereits angemerkt, sicherlich nur ein Faktor unter vielen für die körperliche und geistige Leistungsfähigkeit ist, unterstreicht dieses Beispiel deutlich, daß sie, richtig eingesetzt, enorme Leistungsvorteile bringen kann. Warum diese Möglichkeit also nicht nutzen?

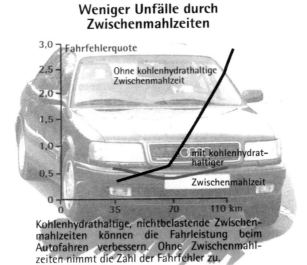

Abbildung 4: Einfluß der Kohlenhydrate auf die Fahrfehlerquote im Rennsimulator

Wie sich das Mittagstief entschärfen läßt

Insgesamt läßt sich die Leistungskurve, die über den Tagesverlauf hinweg immer gewissen natürlichen Schwankungen unterliegt, mit mindestens zwei kohlenhydratbetonten Zwischenmahlzeiten günstig beeinflussen. Die Leistungstiefs fallen mit Zwischenmahlzeiten nicht so stark aus (Abbildung 5).

Günstig auf die Leistungsfähigkeit wirkt sich bei einem Rhythmus von 5 Mahlzeiten auch die Verkleinerung der Portionen aus. Denn je opulenter ein Essen ausfällt, desto länger braucht der Körper für die Verdauung. Das auf die Mahlzeit folgende Leistungstief ist dann besonders ausgeprägt. Dies gilt in hohem Maße für fettreiche Mahlzeiten, da Fett von allen Nährstoffen die längste Verdauungszeit benötigt. Fettarme, kleinere Mahlzeiten ermüden den Körper weitaus weniger.

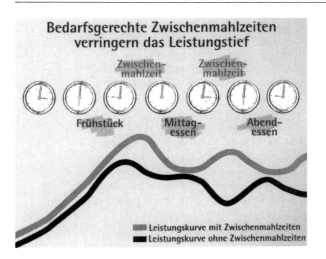

Abbildung 5: Leistungskurve mit und ohne Zwischenmahlzeiten

Das gefürchtete »Ansetzen«

Im übrigen bergen große Mahlzeiten mit hohem Kaloriengehalt, auch wenn sie kohlenhydratreich sind, die Gefahr in sich, daß sie in Form von zusätzlichem Fettgewebe »ansetzen«, egal zu welcher Tageszeit sie aufgenommen werden. Der Körper hat nur zwei Möglichkeiten, die über eine Mahlzeit aufgenommenen Energieträger zu verwerten: Entweder verbraucht er sie im Anschluß an die Mahlzeit sofort wieder oder er speichert sie in seine körpereigenen Nährstoffdepots zur späteren Verwendung ein. Überschüssiges Fett, das nicht verbraucht werden kann, geht direkt ins Unterhautfettgewebe.

Da Kopfarbeiter insgesamt nur wenig Fett benötigen, setzen üppige Fettmahlzeiten natürlich schnell an. Denn der größte Teil des aufgenommenen Fettes wird eingelagert. Aber auch bei großen Kohlenhydratmengen kommt der Körper in Schwierigkeiten: Gerade ein Kopfarbeiter kann Kohlenhydrate nur in geringen Mengen im voraus speichern. Die Speicherkapazitäten der Leber sind schließlich nur gering. Grundsätzlich verschenkt unser Organismus jedoch keine Energie: Was nicht mehr in die

Kohlenhydratdepots paßt und im Anschluß an das Essen nicht verbraucht wird, wird in Fett umgewandelt und landet somit wie überschüssiges Nahrungsfett in den »Speckringen« des Körpers. Dieser Stoffwechselweg ist eine absolute Einbahnstraße: Was einmal zu Fett geworden ist, kann nur wieder als Fett verbraucht werden. Eine Reaktivierung dieses ehemaligen Kohlenhydrat-Fettes als Kohlenhydrat am nächsten Tag oder dann, wenn dem Körper die Kohlenhydrate ausgehen, ist nicht möglich. Hierfür müssen erneut Kohlenhydrate aufgenommen werden.

Hinsichtlich der Erweiterung der »Speckringe« geht von den Kohlenhydraten jedoch die geringere Gefahr aus. Denn

- erstens sättigen sie zumeist schneller und langfristiger, so daß so schon die aufgenommene Menge reguliert wird,
- zweitens enthalten sie im Vergleich zu den Fetten nur halb so viele Kilokalorien pro Gramm (1 g Kohlenhydrate liefert 4 kcal, 1 g Fett jedoch 9 kcal), so daß auch große Portionen im Energiewert niedriger liegen als vergleichbare Portionen sehr fetthaltiger Lebensmittel,
- und drittens kostet die Umwandlung von Kohlenhydraten in Fett den Körper auch Energie, so daß ein Teil der überschüssigen Kohlenhydratenergie auf diese Weise wieder verlorengeht.

Trotzdem bleibt der Umstand, daß der Körper bei großen Mahlzeiten, egal ob kohlenhydrat- oder fettreich, zur verstärkten Energiespeicherung gezwungen wird. Das führt auf Dauer zur Vergrößerung der Fettdepots und damit zur Gewichtszunahme. Dies gilt natürlich in besonderem Maße für das Essen am Abend, da hier in der Regel kaum mehr etwas verbraucht wird: Weder Fernsehen noch Zeitunglesen sind Tätigkeiten mit hohem Energieverbrauch. Und eines bleibt ganz sicher festzuhalten: Die Kohlenhydrate hätte der Körper in den 9 Stunden im Büro dringender gebraucht!

> Auf die Leistungsfähigkeit während der Bürozeiten wirkt sich ungünstig aus, wenn tagsüber zuwenig und abends zuviel gegessen wird. Wer sich so ernährt, neigt zum Fettansatz.

Worauf der Kopfarbeiter bei seiner Ernährung achten sollte

Der Speiseplan eines Kopfarbeiters sollte im wesentlichen auf zwei Säulen ruhen:
- einer kohlenhydratreichen und fettarmen Ernährung
- und einem regelmäßigen (5-)Mahlzeiten-Rhythmus.

Was heißt eigentlich kohlenhydratbetont?

Unter kohlenhydratbetonter Ernährungsweise versteht man, daß der Hauptanteil der täglichen Energieaufnahme, nämlich mehr als 50 Prozent, über Kohlenhydrate gedeckt wird. Der Rest der täglich verzehrten Kalorien ist auf die anderen beiden Nährstoffe, aus denen der Körper Energie gewinnt, zu verteilen. 10–15 Prozent sind in Form von Eiweiß notwendig, um den Bedarf des Körpers an dieser wichtigen Bausubstanz zu decken. Für Fett bleiben noch etwa 30 Prozent übrig, ausreichend für die notwendigen Streicheleinheiten unseres verwöhnten Gaumens.

Die prozentuale Aufteilung der Kalorienmenge auf die drei energieliefernden Nährstoffe wird als Nährstoffrelation (Energieprozent) bezeichnet.

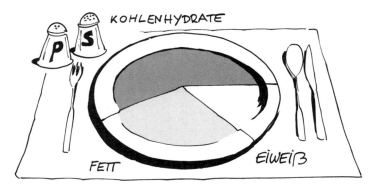

Abbildung 6: Nährstoffrelation bei kohlenhydratbetonter Kost: mindestens 55 % Kohlenhydrate, höchstens 30 % Fett, 10–15 % Eiweiß (bezogen auf die Gesamtkalorien)

30 Energieprozent sollte der Fettanteil unserer Nahrung möglichst nicht überschreiten. Denn ein höherer Fettgehalt kann nur zu Lasten von Eiweiß und Kohlenhydraten gehen. Mehr als 100 Prozent kann schließlich auf die drei Nährstoffe nicht verteilt werden. Kohlenhydrate wie Eiweiß braucht der Körper jedoch in den in Abbildung 6 veranschlagten Mengen.

Gerade bei Frauen der Altersgruppe zwischen 25 und 65 Jahren liegt der Gesamtkalorienbedarf bei überwiegend sitzender beruflicher Tätigkeit mit 1800–2200 kcal (Tabelle 1) relativ niedrig. Ein Anteil von 50 Prozent entspricht hier 225–275 g Kohlenhydraten pro Tag. Mindestens 120–140 g Kohlenhydrate benötigt allein das Zentrale Nervensystem unter normalen Bedingungen. Unter intensiver geistiger Beanspruchung kann sich der Kohlenhydratumsatz des Gehirns auf über das 1,5fache steigern. Darüber hinaus benötigen auch andere Körperzellen noch Kohlenhydrate, so daß 50 Prozent Kohlenhydratanteil an der Gesamtkalorienaufnahme gerade ausreichen dürften, um nicht nur den Kohlenhydratgrundbedarf abzudecken, sondern auch den notwendigen Puffer für mentale Spitzenbelastungen zu bieten.

Tabelle 1:
Richtwerte für die Energiezufuhr bei überwiegend sitzender Tätigkeit nach den Schätzungen der Deutschen Gesellschaft für Ernährung

	Frauen	Männer
19–24 Jahre	2200 kcal	2600 kcal
25–50 Jahre	2000 kcal	2400 kcal
51–65 Jahre	1800 kcal	2200 kcal

Der Geheimtip: Zwischenmahlzeiten!

Die 5 Mahlzeiten sollten sich aus den 3 klassischen Hauptmahlzeiten wie Frühstück, Mittagessen und Abendessen sowie aus zwei Zwischenmahlzeiten zusammensetzen. Die täglichen Gesamtkalorien sollten dabei wie folgt verteilt werden:

Frühstück: 25 Prozent der täglichen Energiemenge
Zwischenmahlzeit am Vormittag: 10 Prozent der täglichen Energiemenge
Mittagessen: 30 Prozent der täglichen Energiemenge
Zwischenmahlzeit am Nachmittag: 10 Prozent der täglichen Energiemenge
Abendessen: 25 Prozent der täglichen Energiemenge

> Der Geheimtip für die Ernährung am Schreibtisch lautet deshalb: Halten Sie neben den Hauptmahlzeiten je eine kohlenhydratbetonte Zwischenmahlzeit am Vor- und Nachmittag ein, denn sie
> - ermöglichen die kontinuierliche Versorgung des Gehirns mit Kohlenhydraten über den gesamten Arbeitstag,
> - verhindern das Aufkommen von Heißhunger, was die Kontrolle bei der Nahrungsaufnahme erleichtert (die Portionen bei den Hauptmahlzeiten werden nicht mehr so groß und können gezielt ausgewählt werden),
> - verteilen die tägliche Gesamtenergieaufnahme gleichmäßiger über den Tag und vermindern dadurch das Risiko, daß der Körper durch momentane Energieüberschüsse Fettdepots anlegt.

Je eine Zwischenmahlzeit am Vormittag und am Nachmittag sind somit für jeden Berufstätigen, der leistungsfähig sein möchte, absolute Pflicht!

Auch das Trinken gehört dazu

Zur regelmäßigen Nahrungsaufnahme gehört selbstverständlich auch das Trinken. Hier hapert es im Büroalltag in der Regel ganz gewaltig: Außer Kaffee wird kaum etwas anderes getrunken. Dabei braucht der Körper unbedingt Wasser: für Zellwasser, Blut, Lymphflüssigkeiten, Magen- und Darmsekrete, Urin... Ohne Wasser funktioniert überhaupt nichts! Deshalb verdurstet ein Mensch ja auch viel schneller als er verhungern würde.

Für eine optimale Leistungsfähigkeit des Körpers ist eine ausreichende Wasserversorgung neben der Energie- und Nährstoffversorgung Grundvoraussetzung. Bei Wasserdefiziten verändert sich rasch die Blutkonsistenz: Das Blut wird dickflüssiger. Dadurch wird der Nährstoff- und Sauerstoffaustausch zwischen den Zellen und dem Blut stark beeinträchtigt. Aber auch die Möglichkeiten des Körpers, Gift- und Abfallstoffe über den Urin auszuscheiden, reduzieren sich. Daher sollte man es sich zur Grundregel machen, zu jeder Mahlzeit etwas zu trinken und zwar nicht Kaffee, sondern Mineralwasser, Fruchtsaftschorle oder Früchtetees.

Pausen sind nicht nur zum Essen da...

Im übrigen sollten die regelmäßigen (Essens-)Pausen während des Arbeitstages auch unter dem Gesichtspunkt der Regeneration und des Streßabbaus gesehen werden. Die 20 Minuten, die zum Verzehr einer Zwischenmahlzeit notwendig sind, oder die 30–40 Minuten für das Mittagessen sind Denkpausen, die der Körper sich verdient hat. Der Kopf wird wieder frei. Konzentrationsfähigkeit und Freude an der Arbeit werden dadurch sicherlich verbessert.

Auch sollte nicht vergessen werden, das Büro während der Essenspausen gründlich zu lüften, um dem Gehirn »für die nächste Arbeitsrunde« frischen Sauerstoff zu verschaffen. Denn die gerade verzehrten Kohlenhydrate können vom Gehirn nur mit Sauerstoff in Energie umgesetzt werden.

Die Kombination aus geistiger Entspannung, Auftanken der Kohlenhydratspeicher und Beschaffung von frischem Sauerstoff machen die zwei kleinen Pausen (Zwischenmahlzeiten) und die Mittagspause nicht zu verlorener Arbeitszeit, sondern zu einem echten Gewinn: Denn ein leistungsfähiges Zentrales Nervensystem ermöglicht uns, über die gesamte Arbeitszeit effektiver und konzentrierter zu arbeiten. Oder wie der Betriebswirtschaftler sagen würde: Indem wir mehr in kürzerer Zeit leisten können, steigt die Produktivität!

Typische Ernährungsfehler im Büro

Die Praxis sieht oft ganz anders aus. Beim Frühstück geht's schon damit los, daß es meistens gar nicht zu Hause eingenommen wird. Statt zu frühstücken, schläft man lieber länger. Und wenn wir einmal ganz ehrlich sind – auch das Hantieren in der Küche macht keinen allzu großen Spaß. Beim Frühstück außer Haus entfallen einfach so lästige Arbeiten wie Abspülen und Küche aufräumen. Man kauft sich lieber irgend etwas unterwegs beim Bäcker oder in der Betriebscafeteria, wie zum Beispiel ein Wurst- oder Käsebrötchen, ein Blätterteighörnchen oder eine Nußschnecke, und ißt es entweder auf dem Weg ins Büro oder vor dem PC.
Zwischen diesem »Stehimbiß« und dem Mittagessen gibt es dann meistens nichts weiter außer Kaffee und einigen Stückchen Schokolade. Das Mittagessen wird häufig in der Kantine eingenommen, wobei insbesondere Frauen sich oftmals mit Salat, Rohkost und Joghurt begnügen. Nach der obligatorischen Tasse Kaffee geht's wieder an die Arbeit, wobei sich »pünktlich« gegen Nachmittag die Lust nach etwas Süßem regt. Besonders stark sind diese Gelüste dann, wenn man nur ein leichtes Mittagessen zu sich genommen hat. Bis zum Feierabend werden, verstreut über den Nachmittag, einige Riegel, Plätzchen oder Kekse verzehrt, was aber irgendwie »nichts Halbes und nichts Ganzes« ist. Mit riesigem Kohldampf geht's nach Hause, wo dann so richtig zuge-

schlagen wird. Nach diversen Broten mit Käse, Schinken oder Leberwurst bekommt man erst so richtig Appetit: auf Chips, Erdnüsse, Bier oder Wein.

Auf den Seiten 34 und 35 sind zwei typische Beispieltage aufgelistet. Die Gesamtrechnung fördert die Ernährungsfehler erbarmungslos zutage: Bei Beispiel 1 werden von den insgesamt 2500 kcal, die im Tagesverlauf aufgenommen wurden, nur 35 Prozent von den Kohlenhydraten beigesteuert. Aufgrund der relativ hohen Kalorienzufuhr werden trotz dieses niedrigen prozentualen Anteils wenigstens noch 210 g Kohlenhydrate zugeführt. Der Fettanteil liegt mit über 50 Prozent deutlich zu hoch und wäre höchstens für einen Schwerstarbeiter, der den ganzen Tag Kohlen schaufelt, akzeptabel. Nur der Eiweißanteil bewegt sich im richtigen Bereich.

Neben der insgesamt deutlich zu hohen Fettzufuhr ist auch der Mahlzeitenrhythmus äußerst ungünstig. Es fehlt die für das Gehirn so wichtige regelmäßige Kohlenhydratzufuhr im 2–3-Stunden-Takt. Was tagsüber zuwenig gegessen wurde, wird dann am Abend nachgeholt: Mit 1200 kcal werden hier rund 50 Prozent der gesamten Tageskalorienmenge verzehrt. Zur Erinnerung: Die Empfehlung liegt bei 25 Prozent!

Mit dieser Kombination aus zuviel Fett und zu großer Kalorienmenge am Abend ist die Gewichtszunahme vorprogrammiert. Ratloses Schulterzucken beim morgendlichen Wiegen angesichts ständig höherer Zahlen auf der Waage gilt zumindest ab jetzt nicht mehr. Wer sich und seine Ernährung in diesem Tagesbeispiel wiedererkannt hat, kennt nun die Gründe dafür, daß sein Körpergewicht langsam, aber stetig steigt. Im übrigen nimmt ab dem 30.–35. Lebensjahr auch die Tendenz des Körpers zu, Muskel- in Fettmasse umzubauen. Fettreiche Ernährung und zuwenig körperliche Bewegung begünstigen diese Vorgänge zusätzlich.

Dabei trägt nicht allein das Kantinenessen die Schuld am zu hohen Fettanteil, wie immer wieder gerne behauptet wird, ganz nach dem Motto: »Ich kann doch gar nichts dafür«. Sicherlich kann das Hühnerfrikassee im Beispiel 1 je nach Zubereitungsart und Rezeptur des Küchenchefs im Fettgehalt sehr niedrig oder auch sehr hoch liegen. Aber selbst die fettärmste Zubereitung des Hühnerfrikassees würde an dem fast schon rekordverdächtigen

Fettanteil von 50 Prozent an den aufgenommenen Tageskalorien nur wenig ändern.
Die Ursache liegt vielmehr darin, daß keine einzige der drei Hauptmahlzeiten wirklich kohlenhydratbetont ist, sondern im Gegenteil, daß jede in etwa gleich fetthaltig ist. Und auch Schokolade und Süßigkeiten haben einen beträchtlichen Fettanteil.
Letztere sind für den hohen Fettgehalt im Beispiel 2 hauptsächlich verantwortlich. Auf das Kantinenessen wurde hier ganz verzichtet. Rohkostsalat und Joghurt wurden statt dessen gewählt und am Abend ein fettarmes Essen selbst gekocht. Zwar bringt dieser Speisezettel gegenüber Beispiel 1 bereits deutliche Verbesserungen. Die Kalorienaufnahme liegt mit 2000 kcal deutlich niedriger und der Fettanteil deckt nur 43 Prozent der Tageskalorien ab (zur Erinnerung: maximal 30 Prozent sollten es idealerweise sein!). Der Kohlenhydratanteil liegt mit 39 Prozent deutlich zu niedrig. Bei der niedrigen, für Frauen zwischen 25 und 60 Jahren aber durchaus üblichen täglichen Kalorienmenge von 2000 kcal entspricht dieser Prozentanteil nur 190 g/Tag – für einen Kopfarbeiter, der über 8 Stunden Leistung bringen möchte, wahrlich knapp bemessen.

> Der größte Ernährungsfehler im Büroalltag ist in der Regel, daß
> - tagsüber zuwenig gegessen wird und
> - das, was tagsüber fehlte, am Abend in einer Mahlzeit nachgeholt wird.

Kopfarbeiter können die Kohlenhydrate, die sie brauchen, nicht auf Vorrat essen. Für die Leistungs- und Konzentrationsfähigkeit am Schreibtisch ist es günstiger, während der Arbeitsstunden regelmäßig und dafür am Abend weniger zu essen. Damit sinkt auch die Gefahr, daß der Körper zur Energiespeicherung gezwungen wird.

Typische Beispiele für die Ernährungsfehler an einem Arbeitstag

Beispiel 1

Frühstück im Büro:
1 Wurstbrötchen (mit Butter und Leberkäse)
2 Tassen Kaffee mit Milch

im Verlauf des Vormittags:
mindestens 2 Tassen Kaffee mit Milch

Mittagessen in der Kantine:
1 Portion Reis mit Hühnerfrikassee
1 Portion Salat mit Dressing
1 Glas Mineralwasser
1 Tasse Kaffee mit Milch

im Verlauf des Nachmittags:
1 Schokoladenriegel
4 Kekse
2 Tassen Kaffee mit Milch

Abendessen zu Hause:
4 Scheiben Brot mit Butter, Schinken, Leberwurst, Camembert
1 Tomate
1 Bier
1 Fruchtjoghurt
2 Gläser Mineralwasser

Das ergibt insgesamt 2500 kcal, wovon 35 % von den Kohlenhydraten, 51 % vom Fett und 14 % vom Eiweiß kommen.
Das Abendessen enthält insgesamt rund 1200 kcal, was einem Anteil an den Tageskalorien von rund 50 % entspricht.

Beispiel 2

Frühstück im Büro:
1 Blätterteighörnchen
2 Tassen Kaffee mit Milch

im Verlauf des Vormittags:
5 Stückchen Milchschokolade
1 Tasse Kaffee mit Milch

Mittagessen in der Kantine:
1 große Portion Rohkostsalat mit Joghurtdressing
1 Becher Joghurt natur 1,5 % Fett
1 Glas Mineralwasser

im Verlauf des Nachmittags:
2 Rippen Schokolade
4 Kekse
2 Rippen Schokolade
2 Tassen Kaffee mit Milch
2 Rippen Schokolade

Abendessen zu Hause:
1 Portion Kartoffelbrei
mit gebratenem Putenschnitzel und Gemüse
3 Gläser Mineralwasser
1 Fruchtjoghurt
1 Apfel
2 Gläser Mineralwasser

Das ergibt insgesamt 2000 kcal, wovon 35 % von den Kohlenhydraten, 43 % vom Fett und 18 % vom Eiweiß kommen.
Das Abendessen enthält insgesamt rund 700 kcal, was einem Anteil an den Tageskalorien von rund 35 % entspricht.

Das kleine ABC der Lebensmittelkunde

Neben dem Mahlzeitenrhythmus soll natürlich auch die Lebensmittelauswahl stimmen. Die Devise muß lauten: regelmäßig das Richtige essen, das heißt vor allem Kohlenhydrate. Aber wo sind nun eigentlich die Kohlenhydrate drin? Und wo versteckt sich das viele Fett, das man vermeiden sollte? Auf diese Fragen muß man die Antworten kennen, will man sich in Zukunft seine Mahlzeiten während der Arbeitszeit kohlenhydratreich und zugleich fettarm zusammenstellen. Voraussetzung dafür sind einige Grundkenntnisse über die Zusammensetzung von Lebensmitteln.

Die Nährstoffrelation: Maßband für die Lebensmittel

Grundsätzlich enthalten unsere Lebensmittel nicht nur einen Nährstoff in isolierter Form, sondern immer viele verschiedene Nährstoffe gleichzeitig. Insbesondere Vitamine und Mineralstoffe kommen praktisch in allen Lebensmitteln vor. Aber auch die drei Hauptnährstoffe Kohlenhydrate, Fett und Eiweiß sind bis auf wenige Ausnahmen in fast jedem Lebensmittel enthalten. Unterschiedlich sind lediglich die Mengenverhältnisse.

Die fast unüberschaubare Palette von unterschiedlichsten Lebensmitteln läßt sich zumindest grob in **Kohlenhydrat-, Eiweiß- und Fettlieferanten** einteilen. Sie ist in Abbildung 7 als Übersicht dargestellt.

Die bloße Betrachtung der enthaltenen Nährstoffmengen in Gramm ist bei der Beurteilung eines Lebensmittels allerdings meistens ein wenig problematisch. Denn wieviel Gramm Kohlenhydrate sind viel und wieviel Gramm Fett sind wenig? Es ist oft schwer einzuschätzen, ob die auf der Verpackung angegebene Kohlenhydratmenge gerade im Vergleich zur Fettmenge viel oder wenig ist. Auf dieses Verhältnis kommt es jedoch besonders an. Denn eine hohe Kohlenhydrataufnahme ist praktisch nur bei einer gleichzeitig niedrigen Fettzufuhr möglich, sofern wir trotz einer hohen Kohlenhydratmenge nicht unseren Kalorienbedarf überschreiten wollen. Kohlenhydratreiche Lebensmittel, die gleichzeitig viel Fett enthalten, nutzen uns daher wenig. Unsere Wahl muß vielmehr auf die **kohlenhydratbetonten Nahrungsmittel** fallen, Produkte also, die so wie unsere gesamte Ernährung einen Großteil ihrer Energie in Form von Kohlenhydraten liefern und nur einen kleinen Anteil als Fett beisteuern.

Dabei ist ein Lebensmittel, das mengenmäßig mehr Kohlenhydrate als Fett enthält, noch nicht unbedingt kohlenhydratbetont bzw. fettarm. Denn der Körper kann aus Fett mehr als doppelt soviel Energie gewinnen wie aus Kohlenhydraten und Eiweiß.

> 1 g Kohlenhydrate liefert 4 kcal Energie,
> 1 g Fett 9 kcal und
> 1 g Eiweiß 4 kcal.

Ein einfaches Rechenbeispiel soll dies erläutern:
Auf der Packung eines Müsli-Riegels ist folgende Nährwertanalyse angegeben:
Pro Riegel sind 131 kcal, 2,5 g Eiweiß, 13,9 g Kohlenhydrate und 7,3 g Fett enthalten. Der Riegel enthält mehr Kohlenhydrate als Fett, erscheint auf den ersten Blick also kohlenhydratreich. Berechnen wir nun die Nährstoffrelation:
13,9 g Kohlenhydrate x 4 kcal = 55,6 kcal, was bei einem Gesamtkaloriengehalt des Riegels von 131 kcal nur 42 Prozent entspricht.
7,3 g Fett x 9 kcal = 65,7 kcal, was einem Fettanteil von 50 Prozent an den Gesamtkalorien des Riegels entspricht.
Somit kann dieser Müsli-Riegel also keinesfalls als besonders fettarm bezeichnet werden, obwohl er in Gramm betrachtet mehr Kohlenhydrate als Fett enthält.
Die Nährstoffrelation erweist sich somit als hilfreicher Wegweiser durch den Lebensmitteldschungel. Durch Berücksichtigung der unterschiedlichen Energiemengen, die der Körper aus den drei Hauptnährstoffen gewinnen kann, werden die wirklich wichtigen Informationen über ein Lebensmittel herausgearbeitet: wie viele Kalorien (nicht Gramm) sind in Form von Kohlenhydraten,

Eiweiß und Fett enthalten. Die Lebensmittelauswahl fällt dann relativ leicht: Entsprechend unseres Ernährungsziels müssen wir einfach viel von den kohlenhydratbetonten und nur wenig von den fettbetonten, kohlenhydratarmen Lebensmitteln essen. Daher wird auch bei der folgenden näheren Betrachtung der Lebensmittelpalette immer wieder die Nährstoffrelation als Meßlatte und Vergleichskriterium verwendet.

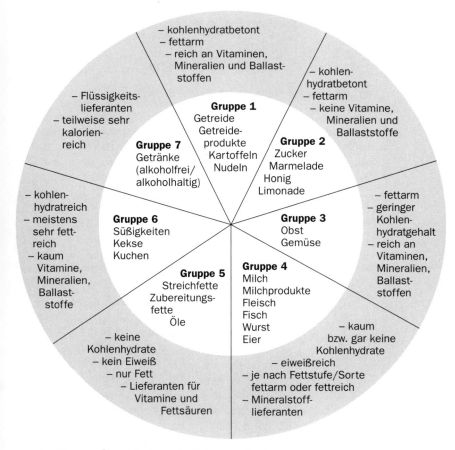

Abbildung 7: Übersicht über die Nahrungsmittelgruppen

Die Kohlenhydratlieferanten

Zu den Kohlenhydratlieferanten zählen in erster Linie die Lebensmittel der Gruppen 1 und 2: Getreideprodukte – angefangen bei Körnern (Hirse, Weizen, Roggen, Hafer, Reis usw.) über Flocken (Haferflocken, Gerstenflocken usw.) bis hin zu Grieß, Nudeln und Brot –, Kartoffeln, aber auch Zucker, Honig und Marmelade. Gemeinsam ist allen diesen Produkten, daß sie sehr kohlenhydratreich und gleichzeitig ausgesprochen fettarm sind. Wie Tabelle 2 zeigt, liegt der Anteil des Fettes an den Gesamtkalorien, die das jeweilige Lebensmittel pro 100 g bringt, meistens deutlich unter 20, der Kohlenhydratanteil über 60 Prozent.

Kohlenhydrat ist nicht gleich Kohlenhydrat

Trotz aller Gemeinsamkeiten unterscheiden sich die beiden Lebensmittelgruppen ganz erheblich. So enthalten die Nahrungsmittel der Gruppe 1 (Getreide, Nudeln, Kartoffeln usw.) ihre Kohlenhydrate im Verbund mit Eiweiß, etwas Fett sowie jeder Menge Ballaststoffe (Tabelle 2). In den Produkten der Gruppe 2 (Zucker) liegen die Kohlenhydrate dagegen isoliert, also ohne irgendwelche »Begleitstoffe« vor. Diese Unterschiede sind gerade für Kopfarbeiter von Bedeutung, da dadurch der Blutzuckerspiegel in unterschiedlicher Weise beeinflußt wird.

Zucker, Marmeladen, Limonaden und Co. – die süße Falle!

Maßgeblich dafür ist in erster Linie der notwendige Verdauungsaufwand, den der Magen-Darm-Trakt mit den verzehrten Lebensmitteln hat. Bei isolierten Zuckern ist praktisch kaum eine Verdauung notwendig. Die enthaltenen Kohlenhydrate sind für unseren Körper sehr schnell verfügbar und gelangen in großer Menge gleichzeitig ins Blut. Dadurch schießt der Blutzuckerspiegel häufig über das Ziel hinaus (Abbildung 8) und erreicht eine Konzentration, die über dem Normalbereich liegt. Der Körper muß korrigierend eingreifen und neigt dabei zur Überreaktion: Der Blutzuckerspiegel sinkt genauso schnell wieder ab, wie er vorher angestiegen ist, so daß 40–50 Minuten nach dem Verzehr häufig wieder der Unterzucker mit Hungergefühlen beginnt.

Dieser Vorgang wird auch als **reaktiver Unterzucker** bezeichnet. Er tritt dann besonders häufig auf, wenn isolierte, süße Kohlenhydrate wie Traubenzucker, Limonaden und Süßigkeiten in grö-

Tabelle 2: Kohlenhydratlieferanten: Viel Kohlenhydrate – wenig Fett

	Kilokalorien pro 100 g	Kohlenhydrate*	Fett*	Eiweiß*	Ballaststoffe in g pro 100 g
Natur-Reis	345	86	6	8	2
Hirse	350	79	10	11	4
Weizenmehl (weiß)	331	84	3	13	4
Grieß	321	86	2	12	7
Haferflocken	366	69	17	14	5
Mischbrot	226	85	4	11	5
Eiernudeln	354	79	7	14	3
Kartoffeln	70	85	1	12	2
Zucker	399	100	0	0	0
Honig	303	100	0	0	0
Marmelade	268	99	0,5	0,5	0–1

* Angaben in Energieprozent, berechnet nach den Nährwertangaben in Souci, Fachmann, Kraut 1994

Von den 345 kcal, die 100 g unpolierter Reis dem Körper an Energie liefern, liegen 86 Prozent in Form von »Kohlenhydrat-Kalorien«, 6 Prozent in Form von »Fett-Kalorien« und 8 Prozent in Form von »Eiweiß-Kalorien« vor. Insgesamt zeichnet alle aufgeführten Lebensmittel der hohe Kohlenhydratanteil mit über 60 Prozent Anteil an der Energie und der gleichzeitig sehr niedrige Fettanteil von deutlich unter 20 Prozent aus. Die Lebensmittel der Gruppe 2 aus Abbildung 7 enthalten nur Kohlenhydrate und weder Fett und Eiweiß noch Ballaststoffe. Die Produkte der Gruppe 1 dagegen weisen mit einem Anteil von im Schnitt 10 Prozent an den Kalorien auch einiges an Eiweiß auf. Sie können damit einen beträchtlichen Beitrag zur Eiweißversorgung leisten.

ßeren Mengen pur auf mehr oder minder nüchternen Magen verzehrt werden, wie es beispielsweise im Büroalltag nach einem stressigen Vormittag ohne richtige Mahlzeiten der Fall ist. Somit wird klar, warum man von Süßigkeiten, hat man erst einmal damit begonnen, nur schwer wieder lassen kann. Denn jede Rascherei birgt die Gefahr des reaktiven Unterzuckers und damit eines ständig wiederkehrenden Hungergefühls in sich. Im Grunde hat man den ganzen Tag Hunger und ist pausenlos am Naschen. Eine langfristige Sättigung tritt nicht ein, und man ißt häufig insgesamt mehr als eigentlich notwendig wäre. Denn der ständige Hunger ist nicht die Folge eines besonders hohen Kohlenhydratverbrauchs des Körpers, sondern beruht auf dem Umstand, daß unser Stoffwechsel kurzfristig durcheinandergeraten ist.

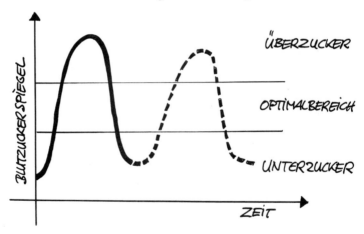

Abbildung 8: Reaktion des Blutzuckerspiegels auf die Aufnahme von isolierten Zuckern wie Traubenzucker, Würfelzucker, Limonaden

Reis, Nudeln und Getreide: Einfach stark

Durch den Verbund mit Eiweiß, Fett und insbesondere Ballaststoffen ist die Verdauungsarbeit bei den Lebensmitteln der Gruppe 1 deutlich höher. Erst nach und nach werden die Kohlenhydrate für den Körper verfügbar gemacht und gelangen wesentlich langsamer, dafür aber über einen längeren Zeitraum kontinuierlich ins Blut – eine Situation, auf die sich der Körper wesentlich besser einstellen kann. Er behält die Kontrolle über den Stoffwechsel; es kommt nicht zum Überzucker. Im Gegenteil: Der Blutzuckerspiegel bleibt über einen langen Zeitraum stabil im Optimalbereich. Dadurch erzielen Mahlzeiten mit Lebensmitteln der Gruppe 1 eine lange Sättigungswirkung und gewährleisten eine optimale Energieversorgung der Gehirnzellen.

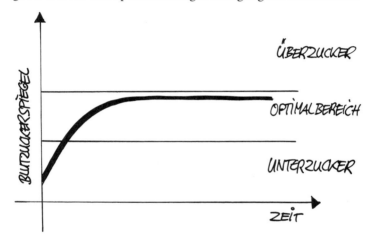

Abbildung 9: Reaktion des Blutzuckerspiegels auf die Aufnahme von ballaststoffhaltigen Kohlenhydratlieferanten wie Reis, Nudeln, Brot

Fazit:
Brot, Getreideprodukte, Kartoffeln, Reis und Nudeln sind am Schreibtisch wesentlich günstigere Kohlenhydratquellen als die süß schmeckenden Zuckerlieferanten.

Nährstoffdichte statt leerer Kalorien

Ein weiterer wichtiger Unterschied zwischen den Lebensmitteln der Gruppe 1 und 2 liegt in ihrem Gehalt an Vitaminen und Mineralien. Die Lebensmittel der Gruppe 2 können nicht annähernd mit Getreide und Kartoffeln mithalten. Am Beispiel des

Vitamin B_1 ist dies in Tabelle 3 deutlich zu erkennen. Die Nahrungsmittel der Gruppe 2 werden daher auch häufig als leere Kalorienträger bezeichnet: Sie bringen zwar Energie, liefern aber keine anderen lebenswichtigen Nährstoffe.

Tabelle 3: Kohlenhydratlieferanten: Nährstoffdichte am Beispiel des Vitamin-B_1-Gehaltes

	Vitamin B_1 Gehalt in µg/100 g	Vitamin B_1 Gehalt in µg/1 kcal
Natur-Reis	410	1,2
Hirse	433	1,2
Weizenmehl weiß	60	0,2
Grieß	120	0,4
Haferflocken	590	1,6
Mischbrot	140	0,6
Eiernudeln	170	0,5
Kartoffeln	100	1,4
Zucker	0	0
Honig	3	0,01
Marmelade	10	0,04

berechnet nach den Nährwertangaben in Souci, Fachmann, Kraut 1994
µg = 0,001 mg, also eine um das Tausendfache kleinere Gewichtseinheit als mg

Während sich der Kaloriengehalt pro 100 g zwischen den Lebensmitteln der Gruppe 1 und 2 kaum unterscheidet (siehe Tabelle 2), sind die Unterschiede im Vitamingehalt beträchtlich. Unser weißer Haushaltszucker hat dabei überhaupt nichts aufzuweisen. Aber auch im Honig sind die Vitamin-B_1-Mengen äußerst gering. Entsprechend ist der auf die Kalorien bezogene Vitamingehalt bei Honig, Marmelade und Zucker um bis zu drei Zehnerpotenzen niedriger als bei Vollkornreis, Hirse, Haferflocken und Kartoffeln. Ähnlich sieht es auch bei den anderen Vitaminen und bei den Mineralien aus.

Gerade angesichts des verhältnismäßig geringen Gesamtenergiebedarfs eines Berufstätigen mit überwiegend sitzender Tätigkeit kommt es aber gerade darauf an, diese wenigen Kalorien möglichst gehaltvoll »anzulegen«. Im Fachjargon wird hier der Begriff der **Nährstoffdichte** verwendet: die Menge an Vitaminen und Mineralstoffen, die ein Lebensmittel pro Kalorie einbringt. Im Vergleich zu Gruppe 2 sind die Produkte der Gruppe 1 somit wesentlich »nährstoffdichter«.

Vollkornbrötchen oder Baguette?

Die Nährstoffdichte und der Ballaststoffgehalt sind auch die Hauptargumente, die gegen Weißmehlprodukte sprechen. Grundsätzlich gilt für alle Lebensmittel die Faustregel: **Je mehr das »ursprüngliche« Produkt weiterverarbeitet wird, desto mehr verliert es an Vitaminen, Mineralstoffen und Ballaststoffen und damit an der eigentlich gewünschten Nährstoffdichte.**
Die unveränderten, frisch geernteten Körner haben den höchsten Gehalt. Bei der Weiterverarbeitung zu Mehl entstehen bei jedem Mahlvorgang Verluste. Um weißes Mehl (Type 405) zu erhalten, reicht ein Mahlvorgang nicht aus. Es muß wiederholt ausgemahlen und durchgesiebt werden. Durch diesen Herstellungsprozeß sind die Vitamin-, Mineralstoff- und Ballaststoffverluste viel höher als bei braunem Vollkornmehl, das eine geringere Anzahl an Mahlvorgängen benötigt. Tabelle 4 zeigt dies deutlich: 70–80 Prozent des Vitamin-B_1- und Kaliumgehaltes und über 50 Prozent der Ballaststoffe des Weizenkorns gehen bei der Herstellung des Mehls verloren. Unter diesem Gesichtspunkt sind Vollkornmehl sowie die daraus hergestellten Backwaren grundsätzlich zu bevorzugen. Durch den höheren Ballaststoffgehalt ist der Kaloriengehalt pro 100 g etwas niedriger als bei Weißmehlprodukten, was ein weiterer kleiner Vorteil ist.

Tabelle 4: Kohlenhydratlieferanten: Vitamin-, Mineralien- und Ballaststoffverluste durch Verarbeitung

	Vitamin B_1 Gehalt in µg/100 g	Kalium Gehalt in mg/100 g	Ballaststoffe Gehalt in g/100 g
Weizenkorn	460	381	10
Weizenmehl Type 1700	460	290	10
Weizenmehl Type 1050	430	203	5
Weizenmehl Type 405	60	108	4

nach den Nährwertangaben in Souci, Fachmann, Kraut 1994

Je höher die Typennummer, desto weniger ist das Mehl ausgemahlen worden. Für die Type 405 (normales weißes Mehl) sind die meisten Mahlvorgänge notwendig. Die Mineralien-, Vitamin- und Ballaststoffverluste sind hier damit am größten: ca. 80 Prozent beim Vitamin B_1, 70 Prozent beim Kalium und über die Hälfte bei den Ballaststoffen. Die Nährstoffdichte wird also geringer, die Energiedichte pro 100 g jedoch höher: Weizenkörner enthalten pro 100 g 309 kcal, weißes Mehl der Type 405 jedoch 330 kcal. Denn bei der Ausmahlung von 100 g Weizenkörnern zu Mehl der Type 405 gehen etwa 6 g Ballaststoffe (siehe Tabelle) sowie einige Milligramm an Vitaminen und Mineralstoffen verloren. Werden diese Gewichtsverluste durch weißes Mehl aufgefüllt, handelt es sich dabei auch um zusätzliche Kohlenhydrate und damit Kalorien.

Grundsätzlich unterscheiden sich Baguette, Weizenbrötchen, Vollkornbrötchen oder Vollkornbrot nicht im Kohlenhydratgehalt. Somit sind Baguette, Toastbrot oder Brezeln keine Todsünde. Einen gewissen Anteil an Vollkornprodukten sollte jedoch jeder auf seinem Speisezettel haben, um seine Vitamin-, Mineralien- und Ballaststoffversorgung auf eine solide Grundlage zu stellen. Dabei müssen es nicht immer Vollkornbrot oder -brötchen sein. Müsli oder Vollkornreis tun es auch.

Wer sich mit dem Vollkornbrot überhaupt nicht anfreunden kann, sollte es einmal mit Mischbrot versuchen. Hier wird weißes mit dunklem Mehl vermischt, so daß es einen ganz guten Kompromiß zwischen Nährstoffdichte und Akzeptanz für die Geschmacksnerven darstellt (Tabelle 5).

Tabelle 5: Brotsorten im Vergleich

	Kilokalorien pro 100 g	Kohlenhydrate in g*	Ballaststoffe in g*	Vitamin B_1 in µg*
Weißbrot	238	49	3	86
Weizenmischbrot	226	48	5	140
Weizenvollkornbrot	199	41	7	250

Angaben nach Souci, Fachmann, Kraut 1994
* Werte beziehen sich jeweils auf 100 g Brot

Im Kohlenhydratgehalt unterscheiden sich die verschiedenen Brotsorten kaum. Der Unterschied liegt je nach Ausmahlungsgrad des Mehls vielmehr im Ballaststoff- und Vitamingehalt der Brote. Das gleiche gilt auch für die Mineralien. Einen akzeptablen Kompromiß zwischen den beiden »Extremen« Weißbrot und Vollkornbrot bietet das Mischbrot. Hier werden Weißmehl und Vollkornmehl vermischt. Die Nährstoffdichte liegt somit in der »goldenen Mitte«. Wer sich geschmacklich also überhaupt nicht mit dem vollen Korn anfreunden kann, sollte es mit dem Mischbrot versuchen.

Grundsätzlich gelten diese Überlegungen zur Nährstoffdichte natürlich auch für alle anderen Lebensmittelbereiche. Frische, ungeschälte Kartoffeln enthalten die meisten Vitamine, Mineralstoffe und Ballaststoffe. Je weiter sie verarbeitet werden, desto mehr leidet die Nährstoffdichte: Kartoffelbrei, Kartoffelknödel, Pommes frites und Chips sind wesentlich nährstoffärmer. Trotzdem sind insbesondere Kartoffelbrei und Kartoffelknödel natürlich günstige Beilagen bei den warmen Mahlzeiten, da sie vorwiegend Kohlenhydrate enthalten und fettarm sind. Pommes frites und Chips hingegen enthalten nicht nur kaum Vitamine, Mineralstoffe und Ballaststoffe, sondern auch noch jede Menge Fett. Sie sind also nicht einmal mehr kohlenhydratbetont (Tabelle 6).

Das kleine ABC der Lebensmittelkunde

Tabelle 6: Kartoffeln und daraus hergestellte Produkte im Vergleich

	Kilokalorien pro 100 g	Kohlenhydrate*	Fett*	Eiweiß*
Kartoffel	70	85	1	12
Kartoffelbrei (aus Trockenprodukt)	60	73	14	13
Kartoffelknödel (aus Trockenprodukt)	335	88	4	8
Pommes frites	290	49	45	6
Kartoffelchips	539	30	66	4

Angaben berechnet nach Werten aus Souci, Fachmann, Kraut 1994 und nach Herstellerangaben
* Energieprozent, vergleiche Tabelle 2

Kartoffeln, Kartoffelbrei und Kartoffelknödel gehören zu den kohlenhydratbetonten Lebensmitteln. Beim Herstellungsprozeß von Pommes frites und Chips allerdings bleibt von dem kohlenhydratbetonten Ausgangsprodukt Kartoffel durch Zugabe anderer Zutaten nichts mehr übrig. 45 bzw. 66 Prozent der Kalorien sind hier in Form von Fett enthalten.

Zusammenfassend gelten daher folgende Faustregeln:
Es sollten unter den kohlenhydratbetonten Lebensmitteln diejenigen bevorzugt werden, die nicht süß schmecken,
- da sie den Blutzuckerspiegel langfristig stabilisieren können,
- da sie langfristig sättigen,
- da sie in der Regel auch verhältnismäßig reich an Vitaminen, Mineralstoffen und Ballaststoffen sind.

Je weniger die Produkte nach der Ernte verändert werden, desto höher ist ihre Nährstoffdichte.

Obst und Gemüse: Reich an Vitaminen, Mineralien und Ballaststoffen

Eine hohe Nährstoffdichte weisen auch Obst und Gemüse auf. Sie sind reich an Vitaminen und Mineralstoffen bei gleichzeitig geringem Kalorienwert: 100 g Gemüse enthalten etwa 20 kcal,

Tabelle 7: Obst und Gemüse: Kohlenhydratbetont – und doch arm an Kohlenhydraten

	Kilokalorien pro 100 g	Kohlenhydrate*	Fett*	Kohlenhydrate in g pro 100 g	Vitamin B_1 µg/1 kcal
Apfel	52	90	7	11	0,6
Birne	52	91	5	12	0,6
Aprikose	42	88	2	9	1
Pfirsich	41	90	2	9	0,7
Erdbeere	32	77	12	6	1
Weintraube	71	92	4	16	0,7
Orange	47	86	4	9	1,7
Banane	95	93	2	21	0,4
Kohlrabi	25	63	4	4	2
Karotte	26	77	7	5	2,6
Blumenkohl	23	43	12	2	4,7
Brokkoli	26	40	7	3	3,8
Kopfsalat	12	38	18	1	5
Aubergine	17	60	10	3	2,3
Gurke	12	63	16	2	1,7
Paprika	20	61	14	3	2,5
Tomate	17	65	12	3	3,5
Zucchini	19	45	20	2	3,7

Angaben nach dem Bundeslebensmittelschlüssel
* Energieprozent

Von der Nährstoffrelation her betrachtet sind Obst und Gemüse durchaus mit den Kohlenhydratlieferanten in Tabelle 2 vergleichbar. Aufgrund des wesentlich geringeren Kaloriengehaltes pro 100 g ist die absolute Kohlenhydratmenge jedoch weitaus geringer: Um 70 g Kohlenhydrate pro 100 g bringen die »echten« Kohlenhydratlieferanten. Obst und vor allem Gemüse dagegen enthalten nur zwischen 1 und 15 g pro 100 g. Am Beispiel des Vitamin B_1 zeigt sich, daß insbesondere beim Gemüse die Nährstoffdichte sehr hoch ist.

100 g Obst etwa 50 kcal (Ausnahme Trockenobst = 270 kcal und einige exotische Früchte wie die Banane = 90 kcal und die Avocado = 227 kcal). Trotz ihrer kohlenhydratbetonten Nährstoffrelation (Ausnahme: Avocado) bringen sie aufgrund ihres geringen Kaloriengehaltes nur wenige Gramm an Kohlenhydraten (Tabelle 7) und können den Kohlenhydratbedarf nicht abdecken. Obst und Gemüse sind in erster Linie kalorien- und fettarme Vitamin- und Mineralien- sowie Ballaststofflieferanten.

Woher kommt der Dickmacher Fett?

Den in der Regel relativ hohen Fettgehalt unserer Ernährung bringen wir hauptsächlich über Speisefette und Öle, Milch und Milchprodukte einschließlich Käse, Fleisch, Fisch und Wurstwaren sowie Süßigkeiten und Kuchen ein. Wie Tabelle 8 zeigt, enthalten dabei Speisefette, Öle, Käse, Fleisch, Fisch und Wurstwaren überhaupt keine Kohlenhydrate. Milch, Joghurt und Quark haben einen geringen Kohlenhydratanteil in Form des Milchzuckers. Dieser ist jedoch mit durchschnittlich 4 g je 100 g so gering, daß auch sie praktisch nichts zur Deckung des Kohlenhydratbedarfs beisteuern können. Statt dessen haben diese Lebensmittelgruppen andere »Nährstoffschwerpunkte«:

- Fette und Öle enthalten die lebenswichtigen Fettsäuren und fettlöslichen Vitamine,
- Milch und Milchprodukte enthalten Eiweiß und bestimmte Mineralien wie Calcium,
- Fleisch und Wurstwaren weisen Eiweiß und bestimmte Mineralien wie Eisen und Zink auf,
- Fisch liefert die lebenswichtigen Fettsäuren und Eiweiß.

Im Sinne einer ausgewogenen, gesunden Ernährung müssen sie daher ihren Platz auf dem Speisezettel haben. Mit dem Ziel einer kohlenhydratbetonten Kost vor Augen, in der mindestens die Hälfte des täglichen Kalorienbedarfs in Form von Kohlenhydraten abgedeckt wird, dürfen die stark fett- und ölhaltigen Produkte jedoch nur in viel geringeren Mengen als die Lebensmittel der Gruppen 1 und 3 verzehrt werden. Dies muß man sich bei der Planung des Speisezettels und beim Einkauf bewußtmachen.

Tabelle 8: Woher kommt das Fett auf unseren Tellern?

	Kilo-kalorien pro 100 g	Kohlen-hydrate*	Fett*	Ei-weiß*
Margarine	709	0	100	0
Butter	741	0	100	0
pflanzliche Öle	881	0	100	0
Kokosfett	878	0	100	0
Trinkmilch, 1,5 % Fett	48	41	30	29
Joghurt, 1,5 % Fett	46	38	31	31
Magerquark	75	22	3	75
Edamer, 30 % Fett i. Tr.	257	0	57	43
Edamer, 45 % Fett i. Tr.	354	0	72	28
Camembert, 45 % Fett i. Tr.	288	0	71	29
Camembert, 60 % Fett i. Tr.	362	0	82	19
Hüttenkäse, 10 % Fett i. Tr.	90	7	30	63
Schweinefleisch, mager	136	0	37	63
Rindfleisch, mager	121	0	32	68
Kalbfleisch, mager	107	0	25	75
Schweinefleisch, fett	215	0	64	36
Rindfleisch, fett	187	0	60	40
Putenbrust	107	0	8	92
Putenfleisch mit Haut	216	0	62	38
gekochter Schinken	126	0	33	67
Leberwurst fein	357	1	81	18
Wiener Würstchen	303	0	81	19
Rotbarsch	125	0	31	69
Seelachs	96	0	10	90
Lachs in Öl (Konserve)	275	0	80	20
Milchschokolade	536	40	53	7
Trüffelpralinen	519	41	56	3
Marzipan	485	47	46	7
Butterkeks	480	52	40	8
Blätterteighörnchen	470	41	52	7
Marmorkuchen	391	44	50	6

Angaben nach dem Bundeslebensmittelschlüssel; * Energieprozent

Streichfette, Öle, Käse, Fleisch, Wurstwaren und Fisch enthalten keine Kohlenhydrate. Diese Lebensmittel haben andere Nährstoffschwerpunkte, wie die lebensnotwendigen Fettsäuren, fettlöslichen Vitamine, Eiweiß und bestimmte Mineralstoffe.

Für den Kopfarbeiter ist es besonders wichtig, neben der richtigen Mengenrelation gerade bei diesen Produktgruppen konsequent die fettarmen Lebensmittel auszuwählen. Denn der Fettumsatz des Körpers ist sehr gering, während sein Vitamin-, Mineralstoff- und Eiweißbedarf sich bei Kopfarbeit nicht verändert. Nicht immer ist dabei der Fettgehalt der Lebensmittel einfach einzuschätzen.

Speisefette und Öle – sichtbare »Fettaugen«

Bei Speisefetten wie Margarine, Butter, Bratfetten und Ölen ist die Sachlage klar: Ihre Kalorien kommen zu 100 Prozent vom Fett (Tabelle 8). Hier muß also besonders auf eine sorgfältige Dosierung geachtet werden. Zur Geschmacksverfeinerung von Gemüse und Salaten sollten unbedingt kaltgepreßte pflanzliche Öle eingesetzt werden, da sie reich an den lebenswichtigen mehrfach ungesättigten Fettsäuren und reich an Vitamin E sind.

Und übrigens, Tabelle 8 zeigt es deutlich: Butter und Margarine unterscheiden sich nicht im Kaloriengehalt (und damit auch nicht in der Fettmenge pro 100 g). Lediglich die Herkunft des Fettes ist unterschiedlich: bei der Margarine pflanzlich, bei der Butter tierisch. Kalorien oder Fett werden mit der normalen Margarine jedoch im Vergleich zur Butter nicht gespart. Wer keine Probleme mit dem Cholesterinspiegel hat, kann daher ruhig nach seinem Geschmack entscheiden, welches der beiden Streichfette er aufs Brot nimmt. Sparsamer Aufstrich ist bei beiden gleichermaßen erforderlich.

Milch und Milchprodukte – Fetthinweisschilder mit Tücken

Relativ leicht fällt die Einschätzung des Fettgehaltes auch bei Milch und Milchprodukten. Denn hier ist der Fettanteil auf der Packung eindeutig deklariert. Die mageren und fettarmen Produkte sollten den vollfetten vorgezogen werden. Da ersteren nur Fett entzogen wird, bleibt der Eiweiß- und Mineralstoffgehalt unverändert (Tabelle 9).

Woher kommt der Dickmacher Fett?

Tabelle 9: Milch verschiedener Fettstufen im Vergleich

	Kilo-kalorien	Kohlen-hydrate in g	Fett in g	Eiweiß in g pro 100 g	Calcium in mg
Vollmilch mind. 3,5 % Fett	64	5	3,5	3	120
Fettarme Milch 1,5–1,8 % Fett	47	5	1,6	3	120
Magermilch 0,3 % Fett	35	5	0,1	3	120

Angaben nach Souci, Fachmann und Kraut 1994
Alle Werte beziehen sich auf 100 ml Milch.

Je niedriger die Fettstufe, desto geringer ist auch der Energiegehalt. Die Kohlenhydrat-, Eiweiß- und Calciummenge verändert sich jedoch nicht. Dies gilt auch für die anderen Mineralien und die wasserlöslichen Vitamine. Genauso verhält es sich bei Joghurt und Käse.

Beim Käse gilt als Faustregel, daß bei 45 Prozent Fett i. Tr. mengenmäßig etwa genauso viel Fett wie Eiweiß enthalten ist. Käsesorten unterhalb der »45-Prozent-Grenze« haben daher mehr Eiweiß als Fett, sind also echte Eiweißlieferanten (Tabelle 10). Käsesorten mit mehr als 45 Prozent sind dagegen eher als Fettlieferanten einzustufen, da ihr Fettgehalt den des Eiweißes übersteigt. Grundsätzlich sollten die Hartkäsesorten (Edamer, Emmentaler, Gouda, Parmesan, Tilsiter...) bevorzugt werden, da sie besonders calciumreich sind. Weichkäse sowie Hütten- und Frischkäse haben dagegen nur wenig Calcium (Tabelle 10).

Das kleine ABC der Lebensmittelkunde

Tabelle 10: Käsesorten im Vergleich

	Kilo-kalorien pro 100 g	Fett in g pro 100 g	Eiweiß in g pro 100 g	Kalium in mg pro 100 g	Calcium in mg pro 1 kcal
Edamer 30 %	251	16	26	800	3,2
Edamer 40 %	315	23	26	793	2,5
Edamer 45 %	354	28	25	678	1,9
Emmentaler 45 %	383	29	29	1020	2,7
Gouda 45 %	365	29	26	820	2,3
Tilsiter 30 %	270	17	29	830	3,1
Tilsiter 45 %	355	29	26	858	2,4
Provolone	365	29	26	881	2,4
Parmesan	375	25	36	1180	3,2
Hüttenkäse	102	5	12	95	0,9
Sauermilchkäse (Harzer)	127	0,6	30	125	1
Limburger 20 %	183	8	26	510	2,8
Mozzarella	225	16	20	632	2,8
Romadur 40 %	274	21	23	403	1,5
Gruyère	413	33	30	1	0
Bel Paese	373	30	25	604	1,6
Briekäse 50 %	345	28	23	400	1,2
Chester 50 %	397	33	25	752	1,9
Butterkäse 50 %	344	29	21	694	2
Gorgonzola	360	30	19	612	1,7
Schmelzkäse 45 %	270	22	14	547	2
Camembert 30 %	216	14	24	600	2,8
Camembert 60 %	378	34	18	400	1,1
Frischkäse 50 %	284	24	14	98	0,4

Angaben nach Souci, Fachmann und Kraut 1994
Die Prozentangaben hinter den Käsesorten beziehen sich auf den Fettgehalt in der Trockenmasse.

Eiweiß und Calcium sind die Nährstoffe, die uns Milchprodukte und vor allem Käse liefern können. Insbesondere der Calciumgehalt hängt jedoch stark vom Herstellungsverfahren des Käses ab. Hartkäsesorten haben einen hohen Calciumgehalt (erster Abschnitt der Tabelle). Unter ihnen erzielen die fettarmen Sorten mit einem Fettgehalt von weniger als 45 Prozent Fett in der Trockenmasse eine besonders hohe Nährstoffdichte. Bei diesen Käsesorten sind die Kalorien somit günstig angelegt, zumal auch der Eiweißgehalt relativ hoch ist. Die kalorien-

und fettarmen Sorten wie Hüttenkäse, Limburger und Romadur haben den Nachteil, daß sie nur wenig Calcium enthalten. Das gleiche gilt für Gruyère, Bel Paese und Co., nur daß sie auch noch mehr Fett als Eiweiß enthalten.

Beim Käse wird der Produktvergleich teilweise dadurch erschwert, daß manche Hersteller den Fettanteil nicht auf die Trockenmasse des Käses beziehen, sondern auf das Gewicht des verzehrfertigen Käseproduktes. Auf der Packung steht dann nicht xy Prozent in der Trockenmasse, sondern xy Prozent Fett absolut. Da bei Käse durchschnittlich die Hälfte des Gewichtes auf Wasser zurückzuführen ist, können die beiden verschiedenen Angaben näherungsweise vergleichbar gemacht werden, indem man die Fettangabe in der Trockenmasse einfach halbiert: Ein Edamer mit 30 Prozent Fett in der Trockenmasse enthält in etwa 15 Prozent Fett absolut.

Insbesondere die Hersteller der leichten Produkte bevorzugen die absolute Fettangabe. Wird ein Käse mit nur 15 Prozent Fett deklariert, klingt das wesentlich fettärmer als einer mit 30 Prozent. Daß hinter der Prozentzahl einmal nur »Fett« und einmal »Fett in der Trockenmasse« steht, bemerkt kaum ein Verbraucher. Und wenn doch, weiß er damit meistens nichts anzufangen. Bezahlen muß man die Aufschrift »Fett« meistens jedoch wesentlich teurer als die »Trockenmasse«, obwohl der Schriftzug kürzer und der Fettgehalt identisch ist!

Gut versteckt: Das Fett in Fleisch und Wurst

Schwieriger wird es bei Fleisch- und Wurstwaren sowie Fisch. Ihnen sieht man in der Regel nicht an, wieviel Fett sie enthalten, und auch auf den Verpackungen oder in den Verkaufstheken sind meist keine Hinweise über den Fettgehalt zu finden.

Wie schon bei den Kohlenhydratlieferanten der Gruppe 1 besprochen, gilt auch hier der Grundsatz: Am günstigsten ist die Nährstoffzusammensetzung der unverarbeiteten Rohprodukte. Rohes Fleisch und roher Fisch sind in der Regel deutlich fettärmer als die aus ihnen hergestellten Wurstwaren oder Fischerzeugnisse.

Beim Vergleich der verschiedenen Tierarten ergeben sich keine großen Unterschiede mehr im Fettgehalt. Wählt man magere

Teilstücke wie Schnitzelfleisch, Filet oder Steak, unterscheiden sich Rind, Kalb und Schwein nur unwesentlich im Fettgehalt (Tabelle 8). Geflügelfleisch von der Brust ist etwas fettärmer als das Fleisch von Kalb, Rind und Schwein (Ausnahme Gänsefleisch), wenn es ohne Haut verzehrt wird. Mit Haut unterscheidet es sich im Fettgehalt nicht von dem der anderen Tierarten.
Magerer Fisch hat etwas weniger Fett als Fleisch. Fisch ist nicht nur ein wichtiger Eiweißlieferant, sondern enthält auch lebenswichtige Fettsäuren. Es sollte daher mindestens einmal wöchentlich Fisch gegessen werden, wobei ruhig auch die fetteren Sorten (z. B. Makrele) verwendet werden können. Vorsicht ist allerdings bei Fischerzeugnissen wie eingelegten Matjes und Lachs in Öl geboten. Insbesondere die Marinaden haben meist einen sehr hohen Fettgehalt.
Grundsätzlich sind die mageren Fisch- und Fleischsorten im Rohzustand eiweißreich und relativ fettarm (Tabelle 8). Allerdings sind sie in diesem Zustand nicht zum Verzehr geeignet, sondern müssen erst noch zubereitet werden. Von der Menge an Zubereitungsfetten hängt es ab, ob das fettarme Rohprodukt zur Fettbombe wird.

Ein Rechenbeispiel:
100 g mageres Fleisch roh: 134 kcal, 21 g Eiweiß, 4 g Fett; Energieprozent: 63 Prozent Eiweiß, 27 Prozent Fett;

Anbraten in 10 g Fett: 10 x 9 kcal = 90 kcal
100 g mageres Fleisch verzehrfertig: 224 kcal, 21 g Eiweiß, 14 g Fett; Energieprozent: 38 Prozent Eiweiß, 56 Prozent Fett;

Anbraten in 20 g Fett: 20 x 9 kcal = 180 kcal
100 g mageres Fleisch verzehrfertig: 314 kcal, 21 g Eiweiß, 24 g Fett; Energieprozent: 27 Prozent Eiweiß, 69 Prozent Fett

Der Fettgehalt einer Fleisch-/Fischmahlzeit hängt damit entscheidend von der Zugabe an Zubereitungsfetten ab.
Wurst ist bis auf wenige Ausnahmen deutlich fetthaltiger und eiweißärmer als Fleisch. Fast alle Wurstsorten enthalten mehr Fett als Eiweiß (Tabelle 11). Als Faustregel kann man sich merken: je streichfähiger die Wurst, desto fetthaltiger. Denn streichfähig wird sie nur durch die Zugabe von Fett.

Woher kommt der Dickmacher Fett?

Tabelle 11: Wurstsorten im Vergleich

	Kilokalorien pro 100 g	Fett in g pro 100 g	Eiweiß in g pro 100 g
Bierschinken	180	13	18
Schinkenkrakauer	184	13	18
Jagdwurst	228	19	16
Leberkäse	268	24	14
Fleischwurst	277	24	12
Knackwurst	283	25	12
Weißwurst	278	26	11
Kalbsbratwurst	291	28	12
Bratwurst fein	296	27	13
Wiener Würstchen	304	28	12
Gelbwurst	292	26	11
Salami	334	27	21
Cervelat	375	33	22
Teewurst	372	35	15
Mettwurst streichfähig	377	35	15
Vorderschinken	115	2	22
Hinterschinken	126	4	21
Hausmacher Leberwurst	299	27	13
Leberpastete	314	28	14
Leberwurst grob	326	29	16
Blutwurst	314	29	12
Kalbsleberwurst	339	31	14
Corned beef	141	7	22

Angaben nach Souci, Fachmann und Kraut 1994 sowie Veröffentlichung der Bundesanstalt für Fleischforschung in EU 41, 1994, Heft 7.

Die meisten Wurstsorten sind ausgesprochene »Fettbomben«. Dies gilt besonders für alle Bratwürste und streichfähigen Sorten: Weißwurst, Wiener, Knacker, Mettwurst und Leberpastete enthalten mehr als doppelt so viel an Fett als an Eiweiß. Aber auch Salami, Cervelat und Gelbwurst haben es in sich. Bei der Wurst lohnt es sich daher, sorgfältig auszuwählen. Die fetten Sorten sollten wirklich nur zum Genuß und Gaumenkitzel verzehrt werden. Zum »gedankenlosen Nebenbeiverzehr« sind sie viel zu fett- und kalorienhaltig.

Tabelle 8 zeigt den Unterschied deutlich: Gekochter Schinken ist mit einer Nährstoffrelation von 33 Prozent Fett und 67 Prozent Eiweiß ein echter Eiweißlieferant. Leberwurst kann dagegen mit 81 Prozent Fett und 18 Prozent Eiweiß nur als Fettbombe bezeichnet werden. Ihr Fettgehalt ist doppelt so hoch wie ihr Eiweißgehalt (Tabelle 11). Im Vergleich zum Schinken ist ersterer sogar um das 16fache höher. Darüber hinaus ist der Eiweißgehalt der Leberwurst mit nur 14 g deutlich niedriger als der des Schinkens (22 g). Bei Weißwurst und Wiener Würstchen übersteigt der Fettgehalt den des Eiweißes sogar um mehr als das Doppelte. Günstige Wurstsorten mit einem im Vergleich zum Eiweiß niedrigen Fettgehalt sind außer gekochtem Schinken, der natürlich ohne Fettrand verzehrt werden sollte, Corned beef, Bierschinken und Schinkenkrakauer. Auch Putenbrust gehört dazu. Grundsätzlich gelten für Geflügelwurst die gleichen Regeln. Geflügelleberwurst ist vielleicht etwas fettärmer als die normale Leberwurst. Sie wird aber trotzdem keine fettarme Sorte wie Putenschinken oder Putenbrust werden.

Nicht vergessen: Auch die magersten Fleisch-, Fisch- und Wurstsorten haben keine Kohlenhydrate. In einer kohlenhydratbetonten Ernährungsweise müssen sie aus diesem Grund sparsam eingesetzt werden. Jeden Tag eine Riesenportion Fleisch zu essen, ist nicht sinnvoll.

Süßigkeiten und Co.: Zucker im Fettmantel

Süßigkeiten gehören grundsätzlich in die Rubrik der leeren Kalorienträger. Denn sie liefern viele Kalorien, jedoch nur wenig andere lebenswichtige Nährstoffe wie Vitamine oder Mineralstoffe. Zwar enthalten sie gerade im Vergleich zu Milch und Milchprodukten, Fleisch und Wurstwaren relativ viele Kohlenhydrate. Gleichzeitig haben jedoch insbesondere Schokolade, Pralinen, Schokoriegel und ähnliches auch eine Menge Fett im Schlepptau, das mehr als die Hälfte der Kalorien liefert (Tabelle 8). Sie sind somit zwar reich an Kohlenhydraten, aber anders als die leeren Kalorienträger der Gruppe 2 (Abbildung 7) nicht kohlenhydratbetont. Wir können also getrost auf sie verzichten.

Kekse und Kuchen haben je nach Rezeptur einen sehr unterschiedlichen Fettgehalt. Grundsätzlich können Kekse auch kohlenhydratbetont sein. Die wenigsten Keksehersteller geben jedoch auf den Verpackungen den Nährwert an. Als Faustregel kann man sich zumindest merken, daß die »Luxusausführungen« unter den Keksen, die alle möglichen zusätzlichen Zutaten wie Nüsse, Mandeln, Pistazien, Schokolade, Nougat und andere Fettbomben enthalten, extrem fettreich sind.

Übrigens: Auch die Zugabe von frischer Milch oder besonders viel gesundem und leichtem Joghurt machen Süßigkeiten in keiner Weise wertvoller, leichter oder gesünder. Die »kleine Milchmahlzeit« sollten Sie sich besser in Form eines Müslis mit Milch oder mit einem Joghurt holen. Die schokoladigen Milchmahlzeiten unterscheiden sich in keiner Weise von den ganz normalen Süßigkeiten: Auch sie liefern über die Hälfte ihrer enthaltenen Kalorien in Form von Fett, sind in der Regel ballaststoffarm und daher nicht für die regelmäßige Ernährung im Büro geeignet, egal wie sehr uns die Werbung vom Gegenteil überzeugen möchte.

Schokolade, Pralinen, Schokoriegel und Konsorten enthalten unabhängig davon, ob und wie sie gefüllt sind,
- über die Hälfte ihrer Kalorien in Form von Fett und sind damit keine kohlenhydratbetonten Lebensmittel, und sie
- sind arm an Vitaminen, Mineralstoffen und Ballaststoffen und damit klassische leere Kalorienträger.

Sie sollten daher gerade vom Kopfarbeiter während der Arbeitszeit gemieden werden.

Trinken am besten ohne Kalorien

Das gleiche gilt für Limonaden und Fruchtsäfte. Zwar liegen ihre Kalorien ausschließlich in Form von Kohlenhydraten vor. Es handelt sich dabei allerdings um isolierte Zucker, die den Blutzuckerspiegel gehörig durcheinanderbringen können. Neben den ungünstigen Auswirkungen auf den Stoffwechsel setzt ihre Süße

bei ständigem Trinken die Geschmacksschwelle des Körpers für süß hinauf. Die Folge: Es muß immer mehr gesüßt werden (z.B. bei Desserts, Joghurts), um das süße Geschmackserlebnis zu erreichen. Daher sollten Limonaden und Fruchtsäfte wie der Alkohol als Genußmittel angesehen werden, die ab und zu ruhig einmal getrunken werden können. Als Durstlöscher sollten sie jedoch nicht eingesetzt werden.
Geeignete Durstlöscher sind Mineralwasser, Fruchsaftschorlen (2–3 Teile Wasser und 1 Teil Fruchtsaft!) und ungesüßte oder höchstens schwach gesüßte Früchtetees. (Mineral-)Wasser ist das einzige Lebensmittel, das keine Kalorien enthält.

Zum Vergleich:
Pro Liter hat
Cola 560 kcal,
Orangensaft 440 kcal,
Apfelsaft 470 kcal,
Bier 380 kcal,
Rotwein 650 kcal,
Weißwein 700 kcal und
Sekt 830 kcal.
Bei einer täglichen Trinkmenge von mindestens 2 Litern kommen schnell einige Kalorien zusammen. Darum lieber Kalorien beim Trinken sparen und dafür normale Portionen essen!
Gegen ein bis zwei Gläser Orangen- oder Multivitaminsaft am Tag als Basis für die Vitaminversorgung ist gerade im Winter natürlich nichts einzuwenden.

Exkurs:
Light-Produkte auf dem Prüfstand

Ein besonderes Kapitel sind die sogenannten Light-Produkte. Light einkaufen ist in! Schließlich achtet der moderne Mensch von heute auf seine Linie. Die Industrie gibt sich Mühe, den leichten Genuß zu ermöglichen, und wirft Unmengen an Light-Produkten auf den Markt. Dabei hat der Begriff »light« seine Tücken. Zunächst sollte man sich klarmachen, daß die Begriffe »light« oder auch »leicht« im Gegensatz zu den Aufschriften »kalorien-

reduziert« oder »kalorienarm« lebensmittelrechtlich nicht geschützt und somit auch nicht definiert sind. Grundsätzlich kann also jedes Produkt mit dem Zusatz »light« angepriesen werden. Zudem kann sich »leicht« auf viele Eigenschaften eines Lebensmittels beziehen. So enthalten zum Beispiel
- Light-Zigaretten weniger Nikotin,
- Light-Kaffee weniger Koffein,
- Light-Bier weniger Alkohol, was nicht zwangsläufig auch weniger Kalorien bedeuten muß,
- und Light-Schokolade mehr Luft (Luftschokolade)

als das jeweils herkömmliche Produkt.

Die Verbraucherverbände machen darauf aufmerksam, daß teilweise Schnittkäse der Halbfettstufe mit dem Zusatz »light« keineswegs weniger Kalorien als herkömmlicher Schnittkäse der Halbfettstufe enthielt. Und bei knusperleichtem Knäckebrot war nur eine Erleichterung des Scheibengewichtes zu bemerken. Die Kalorienmenge pro 100 g wies keinen Unterschied auf.

Dieses Phänomen findet sich im übrigen auch bei einigen »leichten« Quark- und Joghurtzubereitungen. Sie werden mit Luft oder Stickstoff aufgeschäumt und erhalten dadurch eine »luftigleichte« Konsistenz. Der Kaloriengehalt je 100 g verändert sich nicht, bezahlen muß man die »leichte Luft« aber kräftig.

Etiketten studieren lohnt sich

Auf der Suche nach Produkten mit weniger Kalorien wäre es also falsch, sich nur nach dem Aufdruck »light« oder »leicht« zu richten. Mit solchen vielfältigen Wortkombinationen – angefangen von leicht und knusprig über leicht und locker, luftigleicht, superleicht bis hin zu doppelleicht – werden die Verbraucher nur in die Irre geführt.

Dagegen bedeutet der Zusatz »kalorienreduziert«, daß das jeweilige Produkt im Vergleich zum herkömmlichen Lebensmittel mindestens 40 Prozent weniger Kalorien enthält. Eine kalorienreduzierte Margarine hat also im Vergleich zur »normalen« Margarine 40 Prozent weniger Kalorien. Die Etiketten sollten daher genau studiert und gegebenenfalls auch miteinander verglichen werden.

Im übrigen ist auch die Zusatzdeklaration »Diät-« nicht gleichzusetzen mit weniger oder besonders wenig Kalorien. Diätlebensmittel weisen lediglich eine im Vergleich zum herkömmlichen Produkt besondere Nährstoffzusammensetzung auf, so daß sie für die Lebensweise (= Diät) bei bestimmten Stoffwechselstörungen oder ernährungsabhängigen Krankheiten besonders geeignet sind. Ein gutes Beispiel sind Diätmarmeladen, die in der Regel für die Ernährung bei Diabetes hergestellt werden. Werden sie mit Süßstoff angereichert, sind sie ein kalorienreduziertes Diätlebensmittel; werden sie jedoch mit Zuckeraustauschstoffen wie z. B. Fruchtzucker gesüßt, sind sie ein Diätlebensmittel, das genauso viele Kalorien enthält wie die herkömmliche Marmelade. Daher muß die Devise beim Einkaufen heißen: Etiketten studieren. Am besten ist in der Regel immer noch der Vergleich der Nährwertangaben, die bei fast allen Lebensmitteln einheitlich pro 100 g auf der Packung angegeben sind. Die Produkte, die keine Angaben auf der Verpackung haben, wie es beispielsweise bei Chips, Schokolade, Pralinen und Keksen häufig vorkommt, sollte man mit Argwohn betrachten. Und wir als aufmerksame Verbraucher lassen solche Produkte lieber im Regal stehen.

Hausmacher Leberwurst light – bringt's das?

Ganz abgesehen davon sind Light-Produkte, selbst wenn sie kalorienreduziert sind, gerade bei den Kalorienbomben wie Knabbereien, Süßwaren und besonders fettreichen Wurst-, Fleisch- und Käseprodukten letztlich eine Augenwischerei. Denn selbst die Light-Stufe ist in der Regel noch eine Kalorien- und/oder Fettbombe. Eine Hausmacher Leberwurst light mag im Vergleich zur herkömmlichen Leberwurst leichter sein, im Vergleich zu Corned beef oder gekochtem Schinken aber ist sie immer noch indiskutabel fett.

Und light hin oder her: Gesünder, kohlenhydrat-, vitamin- und mineralstoffreicher werden diese Produkte dadurch auch nicht. Wer häufig auf die wegen ihrer natürlichen Zusammensetzung oder ihrer traditionellen Herstellungsweise fett- und kalorienreichen Lebensmittel zurückgreift, wird sich trotz Light-Variante schwertun, eine kohlenhydratreiche und kalorienangepaßte Er-

nährungsweise zu erreichen – und das alles bei dem oft bescheidenen Geschmack, den diese Produkte unserem Gaumen bieten. Dann doch lieber die richtige Hausmacher Leberwurst in Maßen und dafür in vollen Zügen genießen.
Im übrigen wird genau dieses »in Maßen« auch bei den »Light-Fans« meistens zum Problem. Denn gerade der angeblich ach so leichte Genuß verleitet doch erst richtig dazu, statt nur einer Portion mehrere zu verzehren. Auf diese Weise kommt dann doch eine ordentliche Kalorienmenge zusammen, die nicht nachhaltig sättigt und für den intensiven Kopfarbeiter kaum Kohlenhydrate gebracht hat. Dies gilt insbesondere für die vielen leichten Quark- und Joghurterzeugnisse, von denen schneller als man denkt 500 g oder mehr am Tag verzehrt sind.

Wie wär's mit »Bio-Light-Produkten«?

Am einfachsten wäre es, auf die von Natur aus oder auch aus der Herstellungstradition heraus fett- und kalorienarmen Lebensmittel zurückzugreifen. Und von diesen naturleichten oder moderner »Bio-Light-Produkten« gibt es, wie die vorangegangenen Seiten gezeigt haben, mehr als genug. Beispielsweise:
- die ganz normale Milch und die Milchprodukte mit 1,5 Prozent Fett, die einige findige Marketingstrategen sowieso bereits mit dem Zusatz »light« aufgepeppt haben,
- die mageren Wurstsorten wie Corned beef, Bierschinken, gekochter Schinken,
- die fettarmen Käsesorten bis 45 Prozent in der Trockenmasse,
- Getreide und Getreideprodukte einschließlich Nudeln, Reis und Brot sowie Kartoffeln,
- Gemüse und Obst.

Die absoluten Highlights!

Ein Highlight für die besonders Kalorienbewußten gibt es aber doch: die leichten Streichfette. Denn sowohl die Halbfettbutter als auch -margarine bringen im Vergleich zur normalen Butter und Margarine eine enorme Fettersparnis. Aber noch einmal der Hinweis: Diätmargarine enthält nicht weniger Fett als die herkömmliche Margarine oder Butter. Nur wo »Halbfett« draufsteht, ist auch die Hälfte Fett drin. Jedoch auch hier ist der Einsatz mehr als fraglich, wenn von der so leichten Halbfettbutter die doppelte Menge verwendet wird. Generell wäre es günstiger, beispielsweise unter Wurst- und Käsebelag ganz auf die Streichfette zu verzichten. Dann kann man sich statt eines Halbfettbutterbrotes ruhig zwischendrin auch einmal ein richtiges Butterbrot ohne Reue gönnen.

Die Menge macht's!

Damit sind wir bei einem entscheidenden Punkt angekommen: genießen! Können wir heute eigentlich das Essen noch genießen? Registrieren wir gerade im hektischen Alltag noch, was wir essen? Und bedeutet bewußte Ernährung wirklich die totale Askese und Beschneidung der gesamten Lebensfreude?

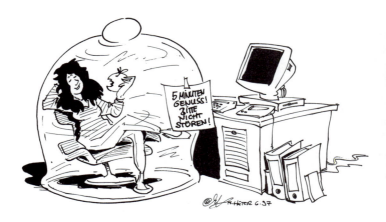

Sicherlich wurde auf den vorangegangenen Seiten die Einschränkung einiger wohlschmeckender Lebensmittel empfohlen: unter Käse und Wurst keine Butter; weniger Fleisch und Wurst; statt Camembert mit 60 Prozent Fett in der Trockenmasse lieber Hartkäse mit 30 Prozent. Dabei ist aber kein Lebensmittel wirklich verboten worden. Es ist lediglich die Rede von mehr oder weniger.

Denn das Problem liegt bei uns modernen, zivilisierten Menschen der westlichen Welt nicht darin, daß wir gern einen krustigen Schweinebraten essen, sondern darin, wie im vorherigen Kapitel bei den Süßigkeiten bereits angesprochen, daß wir zu viel davon genießen. Fleisch, auch die fetteren Sorten, sind nicht verboten. Wer gerne Fleisch ißt, kann und soll dies tun.
Aber muß es denn wirklich jeden Tag sein und dann immer gleich die Riesenportion? Die tägliche Fleischration auf unseren Tellern ist in der Regel reine Gewohnheit. Fleisch gehört zum Essen einfach dazu. Beobachten Sie sich einmal selbst: Wie oft essen Sie bei den warmen Mahlzeiten Fleisch einfach so mit, weil es auf dem Teller liegt? Wie oft essen Sie gerade die Fleischportion mit richtigem Genuß? Wissen Sie nachmittags noch, was für ein Fleischgericht Sie am Mittag gegessen haben?
Früher hat es nur einmal in der Woche den berühmten Sonntagsbraten gegeben. Darauf haben sich alle die ganze Woche gefreut, so wie wir uns heutzutage vielleicht auf das sonntägliche Ausschlafen oder den Jahresurlaub freuen. Der genießerische Verzehr des Bratens war eine echte Gaumenfreude. Dagegen wird Fleisch heute – gerade im stressigen Berufsalltag – ganz häufig nur acht- und lieblos mitgegessen. Von Genuß kann hier keine Rede sein.
Aber muß es dann überhaupt Fleisch sein? Zur Erinnerung: Für unsere geistige Leistungsfähigkeit und Fitneß brauchen wir Kohlenhydrate, die uns auch das magerste Stück Fleisch nicht geben kann. Der ideale Kompromiß wäre daher nur zwei- bis dreimal in der Woche Fleisch zu essen, nicht wie meist üblich jeden Tag. Dann spielt auch die Auswahl des Teilstücks und die Rezeptur nur noch eine untergeordnete Rolle. Wer nicht abnehmen muß oder unter Fettstoffwechselstörungen leidet, kann ganz nach Lust und Laune ohne Kalorien- und Fettabelle auswählen und seinen Braten unter dieser Prämisse ohne schlechtes Gewissen in vollen Zügen genießen.
Genau dasselbe gilt für die fetteren Käse- und Wurstsorten. Wenn Sie Camembert und Leberwurst in vollen Zügen ab und zu genießen, ist das kein Problem. Aber muß es wirklich jeden Tag sein? Muß wirklich immer dick die Butter darunter sein? Wissen Sie immer, was Sie auf Ihr Brot legen? Haben Sie schon

einmal bewußt nach wohlschmeckenden, fettärmeren Alternativen gesucht? Wohlgemerkt: Es ist hier nicht die Rede von pflanzlichen Brotaufstrichen. Fettärmere Alternativen hält die Natur in Hülle und Fülle bereit – das hat dieses Kapitel deutlich gezeigt. Von Askese kann also überhaupt nicht die Rede sein. Der vielgebrauchte Ausspruch »Man darf ja überhaupt nichts mehr essen, was schmeckt! Da macht doch das ganze Leben keinen Spaß mehr!« ist einfach fehl am Platz. Genuß in Maßen statt gedankenloses Hineinfuttern gibt Lebensfreude und hält fit!

So ist auch ein Ausweichen auf Light-Produkte, so sie denn wirklich kalorien- und fettärmer sind, nicht mehr notwendig. Für den Genußmenschen kann dies nur ein Gewinn sein. Denn die Kalorien- und Fettbomben in der Light-Variante schmecken in der Regel gar nicht mehr so gut wie das ursprüngliche Produkt.

Weder Light-Produkte noch irgendwelche anderen Tricks und Kniffe ermöglichen es uns, Kalorien- und Fettbomben hemmungslos und unkontrolliert zu essen. Denn unser Körper hat bei unserer heutigen Lebensweise einfach nicht die Möglichkeiten, große Mengen an Energie und Fett umzusetzen. In einigen Jahrhunderten bis Jahrtausenden wird vielleicht durch die Evolution eine Umstellung unseres Stoffwechsels erfolgt sein, so daß Energieüberschüsse nicht mehr gespeichert, sondern wieder ausgeschieden werden. Wir aber müssen uns heute noch damit abfinden, daß unser Körper jede Kalorie speichert, die wir essen und nicht wieder verbrauchen.

Die wichtigsten Ernährungsregeln fürs Büro

5 Mahlzeiten braucht der Kopfarbeiter!
Zur kontinuierlichen Kohlenhydratversorgung des Körpers müssen 5 Mahlzeiten am Tag fest in den Tagesablauf integriert werden:
Frühstück vor Arbeitsbeginn;
Zwischenmahlzeit am Vormittag, ca. 2–3 Stunden nach dem Frühstück;
Mittagessen;
Zwischenmahlzeit am Nachmittag, ca. 2–3 Stunden nach dem Mittagessen;
Abendessen.

Ein absolutes Muß: Viel und regelmäßig trinken
Zur Sicherstellung der Flüssigkeitsversorgung sollte grundsätzlich zu jeder Mahlzeit etwas getrunken werden:
- Geeignete Getränke sind Mineralwasser, Fruchtsaftschorlen (2–3 Teile Mineralwasser und 1 Teil Saft) oder leichte Früchtetees;
- beim Frühstück bietet sich zum fast schon obligatorischen Morgenkaffee zusätzlich ein Glas Orangensaft an;
- zu den Zwischenmahlzeiten mindestens 1–2, zum Mittag- und Abendessen je mindestens 2–3 Gläser (0,33 l) trinken;
- die Mineralwasserflasche braucht einen festen Platz auf dem Schreibtisch; zwischen den Mahlzeiten sollten vormittags und nachmittags noch einmal mindestens je ein Glas getrunken werden, insgesamt also in etwa eine Flasche (0,7 l) im Verlauf eines Arbeitstages zusätzlich zu den Getränken während der Mahlzeiten.

Auf diese Weise wird in etwa die notwendige Flüssigkeitsaufnahme von 2 Litern pro Tag erreicht.

Die richtigen Lebensmittel essen

Praktische Hilfestellung dafür gibt die Ernährungspyramide (Abbildung 10):

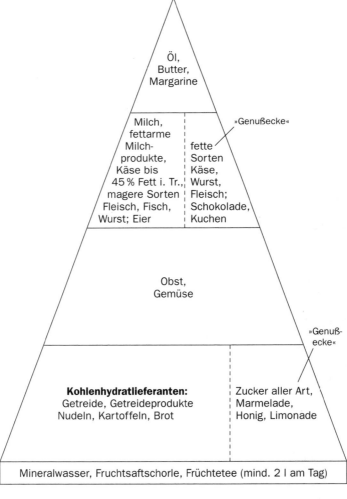

Abbildung 10: Ernährungspyramide

- Mengenmäßig müssen die kohlenhydratreichen und fettarmen Lebensmittel der Gruppe 1 aus Abbildung 7 (Nudeln, Reis, Kartoffeln, Brot, Getreideprodukte) den größten Raum beim täglichen Verzehr einnehmen. Bei jeder Mahlzeit sollte mindestens eines dieser Lebensmittel auf dem Teller liegen.
- Zur fettarmen Abdeckung des Vitamin- und Mineralstoffbedarfs sind als Ergänzung täglich mindestens 2–3 Stück Obst und 200 g Gemüse notwendig.
- Milch, Milchprodukte, Käse, Fleisch, Fisch und Wurstwaren sind sparsam einzusetzen, wobei grundsätzlich die fettarmen und mageren Produkte zu bevorzugen sind. Schließlich wird mit nur 10–15 Prozent des täglichen Energiebedarfs wesentlich weniger Eiweiß als Kohlenhydrate benötigt.
- In nur sehr geringen Mengen (30–40 g/Tag) sollten Streichfette, Bratfette und Öle verwendet werden. Für die Zubereitung von Gemüse und Salaten sollte hochwertiges, kaltgepreßtes Pflanzenöl wie Sonnenblumenöl oder Olivenöl (sparsam) eingesetzt werden.
- Für den täglichen Genuß bleiben zwei Genußecken: Kleinigkeiten an Zucker, Limonade, fetteren Wurst-, Käse-, Fleisch- und Fischsorten, Schokolade oder Kuchen zum Genießen sind erlaubt!

Der kritische Blick auf den Teller

Das Verhältnis der verschiedenen Lebensmittelgruppen aus der Ernährungspyramide kann und sollte konkret auf die einzelnen Mahlzeiten übertragen werden:
- Bei warmen Mahlzeiten sollte der Teller entsprechend der Nährstoffrelation zu 60–70 Prozent mit Beilagen und Gemüse bedeckt sein. Die restlichen 30 Prozent sollten Sie mit einem mageren Stück Fleisch oder Fisch auffüllen. Richtwert für die Fleischportion sind 80–100 g pro Gericht oder wöchentlich nur zwei bis drei Fleischmahlzeiten normaler Größe.
- Bei kalten Mahlzeiten sollte mehr Brot als Belag gegessen werden.

Zu guter Letzt noch ein paar Einkaufstips

Als Belag für das Pausenbrot eignen sich besonders
- Hartkäsesorten mit weniger als 45 Prozent Fett i.Tr. oder 22 Prozent Fett absolut wie Edamer, Tilsiter, Gouda, Emmentaler. Sie sind relativ fettarm, enthalten viel Calcium und sind unempfindlicher bei Transport und Lagerung in der Aktentasche,
- magere Wurstsorten wie gekochter Schinken, Bierschinken, Corned beef und Putenbrust,
- Magerquark.

Besondere Vorsicht ist bei Fettbomben geboten wie:
– den streichfähigen Wurstsorten,
– Salami,
– Gelbwurst, Leberkäse und generell Fleischwurst,
– Käsesorten mit mehr als 50 Prozent Fett i. Tr.,
– Fleischsalaten und ähnlichem,
– Butter und Margarine.

Schreibtischlein deck dich: Praktische Ernährungsvorschläge

Das Frühstück: Startschuß in den Tag

Unter allen 5 Mahlzeiten nimmt das Frühstück eine ganz besondere Stellung ein. Denn der Stoffwechsel läuft in der Nacht weiter, so daß auch während des Schlafens Kohlenhydrate umgesetzt werden. Insbesondere unser Gehirn arbeitet nachts die Tagesgeschehnisse und Erlebnisse in den Träumen auf und verbraucht daher Kohlenhydrate. Nach dieser mehrstündigen Schlafphase, in der keine Nahrungsaufnahme erfolgt, sind die Kohlenhydratspeicher der Leber am Morgen weitgehend entleert und der Blutzuckerspiegel hängt in »den Kniekehlen«.

Um eine optimale Leistungs- und Konzentrationsfähigkeit mit Arbeitsbeginn zu erreichen, muß daher unbedingt mit einem kohlenhydratreichen und fettarmen Frühstück gestartet werden. Dem Zufall zu überlassen, ob und was gefrühstückt wird, ist schon der erste fatale Ernährungsfehler, den man als Berufstätiger machen kann.

Grundsatz Nummer Eins: Zu Hause frühstücken!

Das Problem bei Mahlzeiten, die man außer Haus einnimmt, ist, daß man die Kontrolle über die Zusammenstellung und Zubereitung der Speisen weitgehend aus der Hand gibt. Wird die Zubereitung dagegen selbst übernommen, weiß man, was enthalten ist: Man wählt die Lebensmittel selbst aus und bestimmt die Zutaten sowohl qualitativ als auch quantitativ. Wir entscheiden dann selbst, ob und wieviel Butter auf das Brot oder aufs Brötchen kommt. Bei einem fertigen Brötchen aus der Kantine überlasse ich diese Entscheidung anderen und kann beim Auswählen an der Theke häufig auch nicht beurteilen, ob die Buttermenge

meinen Vorstellungen entspricht. Das gleiche gilt für Gebäck. Kuchen, Hörnchen, Plunder und Quarktaschen kann man immer mit viel oder wenig Zucker und Fett herstellen. Backe ich selbst, kann ich die Rezeptur entsprechend beeinflussen. In der Bäckerei muß man sie nehmen, wie der Bäcker sie zubereitet hat. Dabei sieht man ihnen den Fett- und Zuckergehalt nicht an.
Daher sollten Sie grundsätzlich jede Gelegenheit nutzen, bei der Sie sich Ihre Mahlzeiten selbst zusammenstellen und zubereiten können. Am einfachsten ist dies, wenn man die Mahlzeit zu Hause einnehmen kann. Denn zu Hause können alle Zutaten problemlos gelagert werden. Teller, Schüsseln, Besteck und was man sonst noch so braucht, sind vorhanden. Im Büro selbst ist das oft schwieriger.
Nun kann man im modernen Berufsalltag nicht zu jeder Mahlzeit nach Hause fahren. Frühstücken aber kann man fast immer zu Hause. Warum also nicht dort die erste Mahlzeit des Tages in aller Ruhe einnehmen? Daher ist eine der ersten Maßnahmen in Richtung einer leistungsgerechten Ernährung, die morgendliche Trägheit abzuschütteln, zwanzig Minuten früher aufzustehen und sich selbst um sein Frühstück zu kümmern! Auf fremde Hilfe, das heißt auf von anderen zubereitete und zusammengestellte Mahlzeiten, sollte nur in Notsituationen zurückgegriffen werden – nämlich dann, wenn wirklich keine Möglichkeit zur eigenen Herstellung besteht. Beim Frühstück gelten solche Ausreden nicht!

Was darf's sein: Wurstbrötchen oder Cornflakes?

Speziell beim Frühstück sollte besonders auf die Kohlenhydrate geachtet werden. Denn der Körper benötigt nach der langen Nacht ohne Nahrungsaufnahme morgens einen echten Kohlenhydratschub. Unter Annahme eines durchschnittlichen täglichen Kalorienbedarfs Erwerbstätiger mit überwiegend sitzender Tätigkeit von etwa 2200 kcal sollte das Frühstück einen Anteil von 25 Prozent der täglichen Gesamtkalorien bieten. Das entspricht einem Kalorienwert von etwa 500 kcal. Dies ist als reiner Richtwert zu verstehen, der je nach Kalorienbedarf individuell angepaßt werden muß.

Diese Anpassung regelt sich beim Gesunden von allein durch das Hunger-Sättigungsgefühl. Theoretische Maßgaben für die erste Mahlzeit des Tages sind grundsätzlich: eine kohlenhydratbetonte Nährstoffrelation, bei der möglichst 60–70 Prozent der Frühstückskalorien über die Kohlenhydrate abgedeckt werden. Der Energiegehalt sollte sich um 500 kcal bewegen.

Dabei sollte man sich bemühen, deutlich unterhalb des »30-Prozent-Limits« beim Fett zu bleiben. Auf diese Weise kann man sich für andere Mahlzeiten des Tages schon einmal einen guten Puffer verschaffen, wie zum Beispiel für das vielleicht nicht optimale Kantinenessen oder auch den heißgeliebten Nachmittagskuchen.

Welche konkreten Möglichkeiten bieten sich nun zum Frühstück am Beginn eines Arbeitstages an? Viel Zeit und Lust zu langen Vorbereitungen hat man in der Regel nicht. Es muß also schnell und einfach vorzubereiten sein. Unter diesen Gesichtspunkten stehen drei Grundvarianten zur Auswahl:
1. Brot oder Brötchen mit Belag,
2. fertige Müslimischungen mit Milchprodukten oder
3. für die, die etwas mehr Zeit haben, auch selbst zubereitete Müslis mit frischem Obst.

Auf den Brotbelag kommt es an!

Bei Broten und Brötchen sollten natürlich grundsätzlich die Vollkornvarianten oder zumindest das Mischbrot (vgl. Tabelle 5) bevorzugt werden, um die Vitamin-, Mineralstoff- und Ballaststoffaufnahme zu verbessern. Entscheidend für den Kohlenhydrat- und vor allem den Fettanteil der Mahlzeit ist aber der Belag, der auf die Brote oder Brötchen kommt. Dabei wird am häufigsten
– Wurst,
– Käse,
– Marmelade und/oder Honig,
– Butter oder Margarine
verwendet. Insbesondere bei Butter und Margarine, die nur aus Fett bestehen, aber auch bei Käse und Wurst, die ebenfalls keine Kohlenhydrate enthalten, ist die Menge entscheidend, die aufs Brot kommt. Betrachten wir ein paar konkrete Beispiele:

Frühstücksvariante 1: Butterbrote

2 Brötchen (100 g) oder 2–3 Scheiben Brot
20 g Butter oder Margarine
Energiegehalt: 400 kcal
Nährstoffrelation: Kohlenhydrate (51 %), Fett (41 %), Eiweiß (8 %)
Kohlenhydratgehalt absolut: 51 g

Frühstücksvariante 2: Wurstbrötchen mit (viel) Butter

2 Brötchen (100 g) oder 2–3 Scheiben Brot
20 g Butter oder Margarine
1 Scheibe (30 g) gekochter Schinken
3 Scheiben (à 10 g) Bierschinken
Energiegehalt: 491 kcal
Nährstoffrelation: Kohlenhydrate (42 %), Fett (42 %), Eiweiß (16 %)
Kohlenhydratgehalt absolut: 51 g

Frühstücksvariante 2a: Wurstbrötchen mit (wenig) Butter

2 Brötchen (100 g) oder 2–3 Scheiben Brot
10 g Butter oder Margarine
1 Scheibe (30 g) gekochter Schinken
3 Scheiben (à 10 g) Bierschinken
Energiegehalt: 417 kcal
Nährstoffrelation: Kohlenhydrate (49 %), Fett (32 %), Eiweiß (19 %)
Kohlenhydratgehalt absolut: 51 g

Frühstücksvariante 2b: Wurstbrötchen ohne Butter

2 Brötchen (100 g) oder 2–3 Scheiben Brot
1 Scheibe (30 g) gekochter Schinken
3 Scheiben (à 10 g) Bierschinken
Energiegehalt: 343 kcal
Nährstoffrelation: Kohlenhydrate (60 %), Fett (17 %), Eiweiß (23 %)
Kohlenhydratgehalt absolut: 51 g

Diese Beispiele zeigen deutlich, daß die verwendete Streichfettmenge die Nährstoffrelation und hier insbesondere natürlich den Fettgehalt ganz entscheidend beeinflußt. Butterbrot und Butterwurstbrot liegen mit über 40 Prozent Fettanteil an den Gesamtkalorien der Mahlzeit deutlich über unserem Limit. Je weniger Butter oder Margarine aufgestrichen wird, desto stärker nähert sich die Gesamtmahlzeit einer kohlenhydratbetonten Nährstoffrelation an. Die Kalorienmenge je Frühstück wird dabei immer geringer, denn es wird ja faktisch weniger (Butter oder Margarine) gegessen. Optisch verändert sich die Menge auf dem Teller aber nicht: Denn das Streichfett unter dem Schinken sieht man sowieso nicht. Die Brotmenge und damit auch die absolut zugeführte Kohlenhydratmenge bleiben gleich.

Um die angepeilte Kalorienmenge von etwa 500 kcal zu erreichen, kann bei der Variante 2b zum Beispiel ein halbes Brötchen mit 1 Scheibe Bierschinken oder 1 Glas (0,33 l) Orangensaft bzw. 150 g Joghurt zusätzlich verzehrt werden. Dadurch erhöht sich die aufgenommene Kohlenhydratmenge um 6 g.

Aber nicht nur die Menge an Streichfett beeinflußt die Nährstoffrelation, sondern auch die Wurstsorte. Bierschinken und gekochter Schinken gehören zu den mageren, also fettarmen Sorten. Wird das Brot statt dessen mit der gleichen Menge einer fetten Wurstsorte belegt, sieht die Nährstoffrelation gleich ganz anders aus:

Frühstücksvariante 2c: Salamibrötchen mit (wenig) Butter

2 Brötchen (100 g) oder 2–3 Scheiben Brot
10 g Butter oder Margarine
60 g Salami
Energiegehalt: 516 kcal
Nährstoffrelation: Kohlenhydrate (40 %), Fett (46 %), Eiweiß (14 %)
Kohlenhydratgehalt absolut: 51 g

Frühstücksvariante 2d: Salamibrötchen ohne Butter

2 Brötchen (100 g) oder 2–3 Scheiben Brot
60 g Salami

Energiegehalt: 441 kcal
Nährstoffrelation: Kohlenhydrate (47 %), Fett (37 %), Eiweiß (17 %)
Kohlenhydratgehalt absolut: 51 g

Obwohl die Belagmenge bei den Salamibroten bzw. -brötchen mit 60 g Wurst auf 100 g Brot insgesamt genauso hoch wie bei den Schinkenbroten ist, wird selbst beim Beispiel 2d ohne Butter noch die obere Fettgrenze von 30 Prozent deutlich überschritten. Die Kohlenhydratmenge bleibt zwar gleich, da Wurst unabhängig von der Sorte keine Kohlenhydrate enthält und der Kohlenhydratlieferant dieser Mahlzeit, das Brot, in der Menge nicht verändert wird. Die gleichzeitig aufgenommene Fettmenge bietet allerdings keinen Puffer für die kleinen Sünden des Tages. Die Salamimenge müßte bei gleicher Brotmenge von 60 auf ca. 45 g gesenkt werden, um mit 32 Prozent Fettanteil wenigstens in den akzeptablen Bereich zu kommen – ohne Butter versteht sich.
Auch bei Käsebroten steht und fällt der Fettanteil der Gesamtmahlzeit mit der Streichfettmenge und der Sorte:

Frühstücksvariante 3: Käsebrötchen mit (viel) Butter

2 Brötchen (100 g) oder 2–3 Scheiben Brot
20 g Butter oder Margarine
2 Scheiben (à 30 g) Edamer, 45 % Fett i. Tr.
Energiegehalt: 613 kcal
Nährstoffrelation: Kohlenhydrate (34 %), Fett (51 %), Eiweiß (15 %)
Kohlenhydratgehalt absolut: 51 g

Frühstücksvariante 3a: Käsebrötchen mit (wenig) Butter

2 Brötchen (100 g) oder 2–3 Scheiben Brot
10 g Butter oder Margarine
2 Scheiben (à 30 g) Edamer, 45 % Fett i. Tr.
Energiegehalt: 538 kcal
Nährstoffrelation: Kohlenhydrate (38 %), Fett (45 %), Eiweiß (17 %)
Kohlenhydratgehalt absolut: 51 g

Frühstücksvariante 3b: Käsebrötchen ohne Butter

2 Brötchen (100 g) oder 2–3 Scheiben Brot
2 Scheiben (à 30 g) Edamer, 45 % Fett i. Tr.
Energiegehalt: 464 kcal
Nährstoffrelation: Kohlenhydrate (44 %), Fett (36 %), Eiweiß (20 %)
Kohlenhydratgehalt absolut: 51 g

Frühstücksvariante 3c:
Käsebrötchen ohne Butter, mit Magerkäse

2 Brötchen (100 g) oder 2–3 Scheiben Brot
2 Scheiben (à 30 g) Edamer, 30 % Fett i. Tr.
Energiegehalt: 406 kcal
Nährstoffrelation: Kohlenhydrate (51 %), Fett (25 %), Eiweiß (24 %)
Kohlenhydratgehalt absolut: 51 g

Auch bei Käse als Belag ist eine wirkliche Kohlenhydratbetonung – bezogen auf die Kalorienmenge – nur mit mageren Sorten und unter Verzicht auf Butter zu erreichen. Dann bleibt die Mahlzeit mit 2 Brötchen oder 2–3 Broten auch im gewünschten Kalorienrahmen von 500 kcal. Fällt die Wahl auf Käsesorten mit über 45 Prozent, wird mit einer Menge von 60 g auf 100 g Brot oder Brötchen selbst bei Verzicht auf Butter keines der beiden Kriterien mehr erfüllt. Hier müßte die Käsemenge entsprechend abgesenkt werden: bei Käsesorten mit 45 Prozent Fett in der Trockenmasse etwa 45 g pro 100 g Brot oder Brötchen, bei Käsesorten mit 60 Prozent Fett in der Trockenmasse sogar auf nur 35 g. Da macht das Essen von Käsebrötchen allerdings keinen allzu großen Spaß mehr, womit wir wieder bei unserer Maxime angekommen sind: Ein leckeres, normal belegtes Brot mit fetterem Käse darf man sich schon ab und zu gönnen, zumal dann, wenn es mit echtem Genuß und Freude verzehrt wird. Zum gedankenlosen Futtern – nach dem Motto: »Ist mir egal, was drauf ist!« – ist es nicht geeignet.
Etwas leichter ist die angestrebte Nährstoffrelation zu erreichen, wenn statt des kohlenhydratlosen Wurst- oder Käsebelags Mar-

melade oder Honig aufs Brot kommt. Sie enthalten überhaupt kein Fett.

Frühstücksvariante 4:
Brötchen mit (viel) Butter, Marmelade und Honig

2 Brötchen (100 g) oder 2–3 Scheiben Brot
20 g Butter oder Margarine
je eine Portion (25 g) Marmelade und Honig
Energiegehalt: 540 kcal
Nährstoffrelation: Kohlenhydrate (64 %), Fett (30 %), Eiweiß (6 %)
Kohlenhydratgehalt absolut: 86 g

Frühstücksvariante 4a:
Brötchen mit (wenig) Butter, Marmelade und Honig

2 Brötchen (100 g) oder 2–3 Scheiben Brot
10 g Butter oder Margarine
je eine Portion (25 g) Marmelade und Honig
Energiegehalt: 470 kcal
Nährstoffrelation: Kohlenhydrate (74 %), Fett (19 %), Eiweiß (7 %)
Kohlenhydratgehalt absolut: 86 g

Selbst mit der großzügigen Buttermenge erreicht dieses Frühstück die Kohlenhydratbetonung. Allerdings liegt der Kaloriengehalt der Mahlzeit etwas über 500 kcal. Optimal vom Kalorienwert als auch von der Nährstoffrelation ist Variante 4a. Durch den kohlenhydratreichen Belag erhöht sich gegenüber den Wurst- und Käsevarianten die absolute Kohlenhydrataufnahme auf 86 g. Durch die Integration der schnell verfügbaren Kohlenhydrate aus Marmelade und Honig in eine Mahlzeit mit Brot, das auch Ballaststoffe, Eiweiß und etwas Fett enthält, wird der Blutzucker weit weniger in die Höhe getrieben, als wenn Marmelade und Honig pur verzehrt würden. Im übrigen ist die Kombination aus langsamer und schneller verfügbaren Kohlenhydraten in einer Mahlzeit gerade am Morgen durchaus auch von Vorteil. Denn die schnell verfügbaren Zucker helfen dem über

Nacht abgesunkenen Blutzuckerspiegel rasch wieder auf die Beine. Die »Brot-Kohlenhydrate« schieben ihre Zuckermoleküle in den folgenden Stunden kontinuierlich nach, stabilisieren dadurch den Blutzuckerspiegel im Optimalbereich und laden die Leberspeicher wieder auf.
Eine gute Alternative zur Butter oder Margarine ist im übrigen Magerquark als Unterlage für den Belag.

Frühstücksvariante 4b:
Brötchen mit Magerquark, Marmelade oder Honig

2 Brötchen (100 g) oder 2–3 Scheiben Brot
100 g Magerquark
je eine Portion (25 g) Marmelade und Honig
Energiegehalt: 470 kcal
Nährstoffrelation: Kohlenhydrate (78 %), Fett (3 %), Eiweiß (19 %)
Kohlenhydratgehalt absolut: 90 g

Beim Magerquark können also ruhig großzügigere Mengen aufs Brot verteilt werden. Statt Marmelade oder Honig bieten sich durchaus auch frische Früchte wie Apfelscheiben, Orangenschnitzel, Erdbeeren, Pfirsich- oder Aprikosenschnitzel an. Derjenige, der es beim Frühstück lieber würzig mag, kann auch rohes Gemüse auf den Quark legen: Gurken, Paprika, gelbe Rüben, je nach Lust und Laune mit etwas Gewürzen wie Salz, Pfeffer, Paprika bestreut. Grundsätzlich sind hier der Phantasie keine Grenzen gesetzt. Aus dem Obst- und Gemüsekorb kann gewählt werden, was schmeckt und was je nach Saison gerade auf dem Markt ist. Auch mengenmäßig müssen bei Obst und Gemüse keine Grenzen eingehalten werden. Sie enthalten so wenig Fett und verglichen mit Wurst, Käse, Marmelade und Honig auch so wenig Kalorien, daß hier ganz nach Geschmack und Belieben »geschlemmt« werden kann. Diese Vorschläge klingen für viele vielleicht etwas exotisch. Aber Probieren geht über Studieren: Vielleicht läßt sich hier doch die eine oder andere Variante finden, die auch schmeckt. Warum muß es immer Erdbeermarmelade sein? Frische Erdbeeren zur Erdbeersaison auf das Quarkbrot, eventuell mit etwas Zucker abgeschmeckt, sind mindestens so aromatisch wie Marmelade.

Die andere Möglichkeit: Muntermacher Müsli!

Eine echte Alternative zu Brot oder Brötchen ist Müsli, insbesondere dann, wenn man auf eine der fertigen Müslimischungen aus dem Supermarktregal zurückgreift: etwas Müsli in die Schüssel, Milch oder Joghurt darüber, umrühren und fertig. Wer seit vielen Jahren keine Milch mehr getrunken hat, sollte bei seinem ersten Müsliversuch vorsichtig sein. Denn häufig hat es der Körper dann »verlernt«, die Milch zu verdauen, und es kommt bei der Aufnahme größerer Mengen zu Magen-Darm-Unverträglichkeiten wie Bauchweh, Unwohlsein und unter Umständen auch Durchfall. Keine Probleme entstehen dagegen in der Regel, wenn statt Milch ein Sauermilchprodukt wie Joghurt verzehrt wird. Also beim ersten Versuch entweder Joghurt verwenden oder mit einer nur kleinen Menge Milch die individuelle Verträglichkeit testen.

Der angestrebte Kohlenhydratanteil von 50 Prozent an den Kalorien ist beim Müsli in der Regel kein Problem.

Frühstückvariante 5: Früchtemüsli mit Milch

80 g Früchtemüsli
250 ml Milch oder Joghurt, 1,5 % Fett
Energiegehalt: 400 kcal
Nährstoffrelation: Kohlenhydrate (62 %), Fett (22 %), Eiweiß (17 %)
absoluter Kohlenhydratgehalt: 60 g

Frühstückvariante 5a: Cornflakes mit Milch

80 g Cornflakes
250 ml Milch oder Joghurt, 1,5 % Fett
Energiegehalt: 400 kcal
Nährstoffrelation: Kohlenhydrate (76 %), Fett (10 %), Eiweiß (14 %)
absoluter Kohlenhydratgehalt: 76 g

Müslis von A bis Z

Für Abwechslung ist hier gesorgt. Denn die Industrie hält inzwischen ein schon fast unübersehbares Angebot verschiedenster Produkte bereit. Es kann grob unterschieden werden in den Bereich der Früchtemüslis, Schokomüslis, Knuspermüslis, Cornflakes sowie die verschiedensten Smacks-, Loop- und Flake-Variationen. Der Fettanteil liegt dabei eigentlich nur bei den Knuspermüslis mit über 30 Prozent an den Gesamtkalorien für ein Getreideprodukt häufig etwas hoch. Denn der besondere »Crunch-Effekt« läßt sich nur durch die Beimischung erheblicher Mengen Nüsse und Mandeln sowie durch das vorherige Rösten des Getreides (Röstfette!) erreichen. Bei dieser Produktgruppe sollte daher das Packungsetikett besonders intensiv studiert werden.

Bei den anderen Müsligruppen liegt die Kohlenhydratmenge in der Regel um mindestens das 6fache höher als die des Fettes. Sie sind somit sehr kohlenhydratbetont und fettarm. Dies gilt in der Regel auch für die Schokomüslis. Zudem enthalten letztere keine Rosinen oder andere Trockenfrüchte, die für viele Müsliwillige geschmacklich oft eine schwere Hemmschwelle darstellen. Natürlich kommt durch die Schokoladenschnipsel nicht nur Fett, sondern auch Zucker ins Müsli.

Grundsätzlich ist zum Thema Zucker im Müsli jedoch anzumerken, daß es praktisch kein Müsli ohne Zucker gibt: Alle Müslis, auch die der eingeschworenen Vollwertverfechter, werden in irgendeiner Form gesüßt, entweder mit Trockenfrüchten, Honig, Zucker oder Schokolade. Alle diese Süßungsvarianten enthalten Zucker pur. Im Obst liegen die Kohlenhydrate primär als Trauben- und Fruchtzucker vor. Beim Trocknen der Früchte wird dem Obst das Wasser entzogen. Übrig bleiben Mineralien und Zucker, weshalb Trockenobst so süß schmeckt. Aus dieser Sicht sind Trockenfrüchte mineralstoffhaltiger als der Haushaltszucker, Schokolade oder Honig. Aber auch sie bringen Zucker ins Müsli ein.

Je nach Hersteller des Müslis ist der Zuckergehalt sehr unterschiedlich. Manchmal deckt er die Hälfte der Kohlenhydratmenge ab, die das gesamte Müsli enthält. Insbesondere bei Produkten, die speziell für die Kids hergestellt werden, ist dies oft zu finden. Es lohnt sich daher, die Nährwertanalysen auf den Packungen intensiv zu studieren. Viele Hersteller von Fertigmüslis weisen bereits neben dem Gesamtkohlenhydrat- und fettgehalt auch die Zuckermenge aus. Mehr als 30–40 Prozent der enthaltenen Kohlenhydratgesamtmenge sollte Zucker dabei möglichst nicht abdecken.

Hält sich der Zuckeranteil in diesem Rahmen, ist er gerade in Gesellschaft von jeder Menge ballaststoffhaltigem Getreide kein Drama. Zucker ist nicht giftig. In einer Art Zuckerhysterie jedes Getreideprodukt, das Zucker enthält, als schlecht zu verdammen, wie vor einigen Jahren bei den Cornflakes geschehen, ist unangebracht. Viel fataler wirkt sich der Zucker auf den Stoffwechsel aus, wenn er pur, ohne Ballaststoffe oder andere Nährstoffe, aufgenommen wird oder als Schokolade verpackt ist. Ganz abgesehen davon ist ein kleiner Zuckeranteil speziell beim Frühstück, wie bei den Honig- und Marmeladenbroten bereits angesprochen, durchaus vorteilhaft.

»Soft-Müslis« wie Cornflakes und Getreide-Loops liefern in der Regel (was durch den Blick auf die Nährwertanalyse des Produktes nachgeprüft werden sollte) trotz des Zuckers noch den größten Teil der Kohlenhydrate als Stärke. Und darauf kommt es an. Besonders zu empfehlen sind sie für Müsli-Einsteiger. Denn deren Geschmacksnerven haben mit einem »Vollblut-Müsli« mit ganzen Körnern in aller Regel gehörig zu kämpfen. Daß letzteres natürlich unter dem Gesichtspunkt der Nährstoffzusammensetzung und -vielfalt die hochwertigste Variante darstellt, ist unstrittig. Denn es enthält besonders viele Ballaststoffe, Mineralien und Vitamine.

Müsli »Marke Eigenbau«

Für diejenigen, die bereit sind, sich in der Frühe etwas mehr Zeit für das Frühstück zu nehmen, bietet sich die Zubereitung einer eigenen Müslimischung mit frischen Früchten an.

Frühstückvariante 6:
Müsli mit Haferflocken und frischen Früchten

1 Banane
1 halber Apfel
1 halbe Zitrone
60 g Haferflocken
200 g Naturjoghurt, 1,5 % Fett
Energiegehalt: 470 kcal
Nährstoffrelation: Kohlenhydrate (71 %), Fett (15 %), Eiweiß (14 %)
absoluter Kohlenhydratgehalt: 81 g
Die beiden Früchte schälen und in mundgerechte Scheiben schneiden, mit dem ausgepreßten Zitronensaft beträufeln und mit den Haferflocken und dem Joghurt vermischen. Mit Zimt und eventuell etwas Zucker abschmecken.
Als Variationen dieses Grundrezeptes bieten sich an:
- Apfel reiben statt schneiden,
- statt der Zitrone die Filetstücke einer halben Grapefruit dem Müsli zufügen,
- statt Joghurt schmeckt gerade bei der Früchtekombination Apfel-Banane auch Milch sehr gut (Milchverträglichkeit prüfen, vgl. S. 80),
- statt Haferflocken können alle möglichen Getreideprodukte wie Schrot, eingeweichte Körner und andere Flocken verwendet werden,
- die Früchtekombination Apfel-Banane bietet sich insbesondere für die Herbst- und Winterzeit an; grundsätzlich können alle Früchte je nach Saison eingesetzt werden. Einzige Ausnahme ist die Kiwi, die in Verbindung mit Milchprodukten rasch einen bitteren Geschmack annimmt. Gerade im Sommer schmecken Kombinationen aus Pfirsichen und Pflaumen oder aber auch frische Erdbeeren hervorragend. Die Obstmenge pro Portion kann grundsätzlich frei nach Geschmack selbst bestimmt werden. Nur die Getreidemenge sollte bei 40–50 g bleiben, um die Kohlenhydrataufnahme sicherzustellen.

Der Zeitaufwand für die Zubereitung eines solchen Müslis beträgt etwa 10–15 Minuten. Diese Minuten sind angesichts der vielen Vorteile, die ein solches Müsli mit sich bringt, eine gut angelegte Zeit:

- Der Tag beginnt, wie es für die Leistung wichtig ist, mit einer kohlenhydratbetonten Mahlzeit.
- Die Mahlzeit enthält einen Anteil an fettarmen Milchprodukten, was sowohl für die Eiweiß- als auch vor allem für die Calciumversorgung günstig ist.
- Es wird bereits ein Teil des täglich notwendigen Obstverzehrs abgedeckt.

Insbesondere der Verzehr von frischen Früchten ist für die meisten Berufstätigen ein großes Problem. Kaum einer kommt auf die empfohlenen drei Stück Obst am Tag. Ein selbst zubereitetes Müsli nach obigem Muster deckt bereits die Hälfte des Solls ab. Besser kann man das Frühstück kaum gestalten. Es ist daher auch zu empfehlen, eine Fertigmüsli-Mahlzeit mit frischem Obst aufzuwerten: Ein Apfel, eine Birne oder andere Sorten Obst schmecken gut und bringen Abwechslung in die Müslis.

Neben dem hier genannten Grundrezept gibt es natürlich noch ein Fülle anderer Müslivariationen, die sicherlich pfiffiger und exotischer, dafür beim Einkauf der Zutaten und bei der Zubereitung anspruchsvoller und zeitaufwendiger sind. Wer Interesse an einer Ausweitung seiner »Müsli-Aktivitäten« hat, sollte sich eines der vielen Bücher insbesondere aus dem Bereich der Vollwertküche besorgen. Ziel dieses Ratgebers ist es zu zeigen, daß eine kohlenhydratbetonte Kost mit einfachen Mitteln, wenig Zeitaufwand und ohne Getreidemühle möglich ist.

Was ist besser: Brot oder Müsli?

Generell sollte Müsli, egal ob Fertigmüsli oder »Marke Eigenbau«, gegenüber den Frühstücksvariationen mit Brot unbedingt den Vorzug erhalten, sofern die Geschmacksnerven nicht vollkommen dagegen rebellieren. Denn Müsli bringt nicht nur Getreide und Obst, sondern auch Milchprodukte in den Speiseplan ein – ein nicht zu unterschätzender Vorteil. Die Aufnahme an fettarmen Milchprodukten wie Milch und Joghurt ist bei den meisten Berufstätigen zu niedrig, wodurch häufig die Calcium-

zufuhr weit unter dem empfohlenen Soll zurückbleibt. Natürlich könnte man zum Honig- oder Wurstbrot auch ein Glas Milch trinken. Aber wer macht das schon?
Ein weiterer wichtiger Pluspunkt ist, daß Müslimahlzeiten ein Garant für eine kohlenhydratbetonte und ausgesprochen fettarme Mahlzeit (Energieprozentanteil des Fettes liegt deutlich unter 30 Prozent) sind – vorausgesetzt man hat beim Einkauf die Etiketten studiert. Mindestens die 6- bis 7fache Menge des Fettgehaltes sollten die Kohlenhydrate umfassen, bei einem Zuckergehalt, der höchstens 30–40 Prozent der Gesamtkohlenhydratmenge beträgt. Sie puffern damit die fettreicheren Mahlzeiten zu Mittag oder am Nachmittag ab und sorgen für einen kohlenhydratbetonten Tagesdurchschnitt.
Für das Müsli zum Frühstück spricht auch, daß Brotmahlzeiten gerade als Zwischenmahlzeit oder auch als Mittagessen einfacher mitzunehmen bzw. in Cafeterias und Bäckereien zu bekommen sind. Es wird also im Tagesverlauf höchstwahrscheinlich sowieso noch mindestens eine Mahlzeit mit Brot folgen. Im Sinne einer möglichst großen Abwechslung, wie sie für eine ausgewogene Ernährung zur Abdeckung aller Nährstoffe empfohlen wird, sollte daher das Frühstück für das Müsli genutzt werden. Durch eine andere Getreidezusammensetzung als beim Brot oder Brötchen bietet es andere Nährstoffschwerpunkte. Zudem hantiert es sich mit Milch und Joghurt auch besser zu Hause als im Büro. Und besonders für alle, die viel unterwegs sind, sei es im Außendienst oder zu Verhandlungen und Gesprächen, ist das Müsli am frühen Morgen der ideale Einstieg in den Arbeitstag: Auf ihrer »Tour« haben sie wohl kaum eine Chance, eine derart hochwertige Mahlzeit einzunehmen.

Warum denn immer Kaffee?

Sicherlich gehört zum Frühstück für die meisten der Kaffee dazu, schon allein deshalb, weil sie sonst überhaupt nicht richtig aufwachen. Grundsätzlich ist gegen ein bis zwei Tassen vom schwarzen »Muntermacher« auch nichts einzuwenden. Denn auch Kaffee ist, in Maßen getrunken, nicht giftig. Allerdings ist zu überlegen, ob man zu Hause zum Frühstück Kaffee trinken

sollte, wenn man genau weiß, daß man, kaum im Büro angekommen, gleich wieder Kaffee trinken wird,
... weil die Sekretärin immer einen auf den Schreibtisch stellt,
... weil das Holen der Tasse Kaffee einen guten Grund bietet, das Anschalten des PCs noch etwas hinauszuzögern,
... weil in der Morgenbesprechung alle einen Kaffee trinken,
... weil der Start in den Büroalltag mit einer heißen Tasse in der Hand einfach leichter fällt.
Mit dem bereits zum Frühstück getrunkenen Kaffee kommt man dann schnell auf 4–5 Tassen, noch bevor der Arbeitstag überhaupt richtig angefangen hat. Damit ist das tägliche Kaffeelimit eigentlich schon erreicht, wenn nicht gar überschritten.
Unter solchen Umständen empfiehlt es sich, zu Hause statt Kaffee lieber Tee oder am besten ein Glas vitaminreichen Fruchtsaft zu trinken und den Kaffeestart ins Büro zu verlegen.

Empfehlenswerte Frühstücksvarianten

Die genannten Beispiele zeigen, daß beim Frühstück ohne großen Zeitaufwand die Zubereitung einer kohlenhydratbetonten Mahlzeit möglich ist. Die Entschuldigung, keine Zeit zu haben, ist gerade beim Frühstück eher gleichzusetzen mit: »Ich habe einfach keine Lust, mich ernsthaft um meine Ernährung zu kümmern.«
Es ist natürlich keine Todsünde, beim Frühstück etwas über den Fettanteil von 30 Prozent hinauszugehen. Zu bedenken ist jedoch, daß in der Tagesendabrechnung der Fettanteil nicht höher als 30 Prozent der Gesamtkalorien liegen sollte. Wird bei einzelnen Mahlzeiten mehr Fett aufgenommen, muß dies durch andere Mahlzeiten mit geringerem Fettanteil ausgeglichen werden. Gerade beim Frühstück ist ein hoher Kohlenhydratanteil für den gelungenen Start in den Arbeitstag besonders günstig. Und die Gelegenheit, diesen hohen Kohlenhydratanteil durch eigene Zubereitung auch wirklich sicherzustellen, sollte genutzt werden. Es kommen im Tagesverlauf noch genügend Mahlzeiten, wo dies nicht so sicher und einfach zu erreichen ist.
Als Frühstück ist unter den Gesichtspunkten, daß die Zubereitung schnell gehen und das Essen kohlenhydratbetont und fettarm sein soll, zu empfehlen:

1 Portion frisch zubereitetes Müsli aus
etwa 60 g Haferflocken oder anderem Getreide,
etwa 150 g frischem Obst nach Wahl,
etwa 200 g fettarmem Joghurt oder Milch,
abgeschmeckt mit Zimt, Vanille, Zitronensaft

oder

1 Portion Fertigmüsli (etwa 80 g)
mit 250 mg fettarmem Joghurt oder 250 ml fettarmer Milch,
am besten mit einem Stück kleingeschnittenem Obst nach Wahl vermischt.

Einkaufstip:
Kaufen Sie nur Müslis mit Nährwertangabe auf der Packung. Das Verhältnis Kohlenhydrate : Fett sollte mindestens 6 : 1 betragen; der Zuckeranteil sollte höchstens 30–40 Prozent von der gesamten Kohlenhydratmenge haben.
Wer kein Müsli mag, dem sei folgende Frühstücksvariante empfohlen:

100 g Brot (2–3 Scheiben) oder Brötchen (2 Stück), bevorzugt Vollkornbrot, zumindest Mischbrot
- mit wenig Butter/Margarine (höchstens 10 g) und etwa 50 g Marmelade/Honig
- oder mit 100 g Magerquark und etwa 50 g Marmelade/Honig
- oder mit Wurst oder Käse mit 30 % Fett in der Trockenmasse (Konkretes zu den Belagmengen siehe nächster Punkt).

Das kleine Einmaleins des Brotbelags

Grundsätzlich empfiehlt sich für mit Wurst und Käse belegte Brote das altbewährte Klappbrot: zwei Scheiben Brot oder zwei Brötchenhälften mit einem Belag dazwischen. Dann fällt es wesentlich leichter, eine hohe Brotmenge zu erreichen. Wenn Butter oder Margarine für Sie geschmacklich einfach zum Brot dazugehören, sollten Sie erst recht Klappbrote bevorzugen und nur eine Hälfte damit bestreichen.

Für die Belagmenge eines Brötchens (etwa 50 g) gelten folgende Faustregeln, will man den Fettanteil zumindest einigermaßen im Bereich der 30 Energieprozent halten:

ca. 30 g magere Wurst (eventuell mit bis zu 5 g Butter/Margarine) oder
ca. 25 g fettere Wurst (ohne Streichfette) oder
ca. 5 g Butter/Margarine und 15 g fettere Wurst oder
ca. 30 g Käse, 30 Prozent Fett in der Trockenmasse
ca. 20 g Käse, 45 Prozent Fett in der Trockenmasse
ca. 40 g Hüttenkäse, 20 Prozent Fett in der Trockenmasse
oder einfach die **Faustformel:**

> **Das Gesamtgewicht des Belags darf maximal nur die Hälfte des Brotgewichtes betragen!**

Wenn zwischen mageren und fetten Sorten abgewechselt wird, gleicht sich die Nährstoffrelation bei gleichmäßiger Anwendung auf alle Brote insgesamt aus. Sollte Ihr Herz an einigen besonders fetten Sorten hängen, bedeutet dies praktisch: Bei zwei Brötchen oder Broten, die bei einer Mahlzeit verzehrt werden, sollten Sie die eine mit einer mageren und die andere mit Ihrer Lieblings-Sorte belegen. Wessen Geschmacksnerven sowieso eher auf der mageren Linie liegen, hat es da einfacher!

Für die praktische Umsetzung der Faustregel bedeutet dies: beim Belegen des Brotes unbedingt die Haushaltswaage benutzen. Sie sollten zunächst überprüfen, wieviel Belag Sie eigentlich durchschnittlich auf Ihre Brote legen. Wissen Sie eigentlich, wie schwer eine Scheibe Brot ist und wieviel die von Ihnen meistens verwendeten Käse- und Wurstscheiben wiegen? Diese Zahlen müssen Sie im Kopf haben, um Ihre Brote bürogerecht belegen zu können. Das Abwiegen ist dabei meist nur in der Anfangszeit notwendig. Denn in aller Regel bekommt man schnell ein Gefühl dafür, was Brot, Käse und Wurst wiegen. Hin und wieder eine Überprüfung ist jedoch schon angebracht, insbesondere dann, wenn Brot- oder Belagsorten gewechselt werden.

Und so wiegen Sie Ihren Belag richtig aus:
Zuerst die Brotscheibe auf die Waage legen und wiegen; anschließend, wenn gewünscht, mit Butter oder Margarine bestreichen und erneut wiegen; aus der Gewichtsdifferenz ergibt sich die Streichfettmenge; danach den nächsten Belag auflegen und erneut wiegen; aus der Gewichtsdifferenz zum Brotgewicht ergibt sich die Gesamtbelagmenge.

Zum Schluß noch ein Wort zum Transport von belegten Broten: Am besten eignen sich Brotboxen aus Plastik. Sie gibt es in verschiedenen Größen, sie sind gut verschließbar und weisen in der Regel ein paar »Luftlöcher« auf, die das Brot frisch halten, ohne daß es matschig wird. Da kein Verpackungsmüll entsteht, sind sie auf Dauer gesehen wesentlich umweltfreundlicher als Pergamentpapier oder Alufolie.

Frühstücksideen für den Morgenmuffel

Wer in aller Frühe direkt nach dem Aufstehen einfach nichts essen kann, muß sich anderweitig helfen. Zunächst sollte sie oder er versuchen, zum Frühstück ganz gezielt flüssige und saftige Speisen auszuwählen. Oftmals bringen Morgenmuffel die trockenen Brote oder Brötchen nicht runter. Es kann einfach nicht jeder am frühen Morgen schon solche Kauleistungen vollbringen. Kleine Portionen Cornflakes oder andere »Softmüslis« mit viel Milch, Joghurtmüslis mit saftigem Obst oder Kompott wie zum Beispiel Apfelmus oder auch einfach nur 2 Bananen bieten hier gute Möglichkeiten. Versuchen Sie es als Frühstückmuffel mit kleinen Portionen. Das Frühstück sollte sozusagen in Etappen eingenommen werden. In der Praxis heißt das: ein kleines Frühstück (besser als gar nichts!) und dafür eine etwas größere Zwischenmahlzeit am Vormittag.

Frühstücksvariante 7: Morgenmuffel-Müsli

150 g Joghurt, 1,5 % Fett
75 g Apfelmus
20 g Haferflocken
Energiegehalt: 170 kcal
Nährstoffrelation: Kohlenhydrate (61 %), Fett (21 %), Eiweiß (18 %)
Kohlenhydratgehalt absolut: 25 g

Frühstücksvariante 7a: Morgenmuffel-Müsli 2

150 g Joghurt, 1,5 % Fett
50 g Aprikosen aus der Dose mit etwas Saft
25 g Haferflocken
Energiegehalt: 200 kcal
Nährstoffrelation: Kohlenhydrate (64 %), Fett (19 %), Eiweiß (18 %)
Kohlenhydratgehalt absolut: 30 g

Wenn auch die saftigen Müslis nicht »runtergehen«, hilft nur eine etwas freiere Interpretation des Begriffs Frühstück: Früh als ein Zeitraum über mehrere Stunden, so daß ausgesprochene Morgenmuffel ihr Frühstück am späten Morgen einnehmen, beispielsweise eine Stunde nach Arbeitsbeginn. Das ist zwar für die Arbeitsleistung in dieser ersten Stunde nicht optimal. Es stellt jedoch einen guten Kompromiß zwischen der individuellen Verträglichkeit und der notwendigen Kohlenhydratzufuhr dar. Wichtig dabei ist allerdings, daß die Frühstückspause im Büro auch wirklich etwa eine Stunde nach Arbeitsbeginn stattfindet!
Und noch etwas: Echte Morgenmuffel können tatsächlich morgens nichts essen und sind nicht zu verwechseln mit den sogenannten »Schein-Morgenmuffeln«, die schon könnten, aber immer keine Zeit haben, weil sie zu spät aufstehen. Dieser Tatbestand fällt unter Schummeln und zählt nicht, wenn man sich wirklich so ernähren will, daß man leistungsfähig ist!

Bürotaugliche Zwischenmahlzeiten

Zwischenmahlzeiten sind grundsätzlich kleiner als die drei Hauptmahlzeiten Frühstück, Mittagessen und Abendessen. Nur wie klein ist »klein«? 10 Prozent der täglichen Gesamtkalorienmenge, wie wir auf Seite 29 festgehalten haben, entspricht bei dem angenommenen Kalorienbedarf eines Kopfarbeiters von rund 2200 kcal rund 220 kcal. Daß auch bei diesen Mahlzeiten möglichst eine kohlenhydratbetonte Nährstoffrelation eingehalten werden sollte, versteht sich nach allem bisher Gesagten von selbst. Damit gilt für die Zusammenstellung der Zwischenmahlzeiten folgender theoretischer Rahmen:
– eine kohlenhydratbetonte Nährstoffrelation, bei der etwa 50 Prozent der Kalorien über Kohlenhydrate abgedeckt werden
– bei einem Kaloriengehalt um 220 kcal.

Zwischenmahlzeiten sind in der Regel kalte Mahlzeiten. Grundsätzlich lassen sie sich daher problemlos vorbereiten und sollten wie das Frühstück selbst zusammengestellt werden. Denn wie gesagt: Nur wer selbst einkauft, bestreicht, belegt, schneidet und mischt, weiß, was in der Mahlzeit steckt! Wer seine Ernährung nicht länger dem Zufall überlassen will, plant voraus und bereitet sich zu Hause seine Zwischenmahlzeiten fürs Büro vor.

Der berühmte Apfel zwischendurch

Nach einer Infas-Umfrage von 1994 verzehren immerhin 40 Prozent der Berufstätigen Obst oder Gemüse als einfache Zwischenmahlzeit. Grundsätzlich eignen sich Obst und auch rohes Gemüse dafür hervorragend – allerdings nur als Ergänzung. Ein Apfel mit einem Energiegehalt von nur 75 kcal kann die geforderte Kalorienmenge von 220 kcal bei weitem nicht erbringen. 3 Äpfel wären dafür erforderlich. Erst dann wäre auch eine akzeptable Kohlenhydratmenge von über 25 g erreicht. Das gleiche gilt auch für die meisten anderen Obstsorten. Lediglich die Banane hat einen so hohen Kohlenhydratanteil, daß zwei Früchte die genannten Anforderungen einer Zwischenmahlzeit erfüllen.
Gemüse hat einen noch niedrigeren Kalorien- und Kohlenhydratgehalt pro 100 g als Obst. Auch hier müßten erhebliche

Mengen verzehrt werden, um eine akzeptable Kohlenhydratmenge zu erreichen.

Obst und Gemüse sollten daher zwar bei den Zwischenmahlzeiten »mit von der Partie« sein, da etwas Frisches zwischendurch lecker schmeckt und die Lebensgeister weckt. Sie sollten aber mit einem unserer echten Kohlenhydratlieferanten kombiniert werden. Der Fehler liegt also nicht darin, Obst und Gemüse als Zwischenmahlzeit zu verzehren. Ungünstig ist, nur ein Stück Obst oder etwas Gemüse zu essen und sonst nichts. Die geringe Kohlenhydratmenge reicht für eine längerfristige Stabilisierung des Blutzuckerspiegels und damit für eine dauerhafte Sättigung nicht aus. Schnell stellt sich der kleine Hunger wieder ein und man greift trotz aller guten Vorsätze doch noch zur Schokolade oder kommt mit einem riesigen Heißhunger beim Mittag- oder Abendessen an.

Günstiger ist daher, Obst und Gemüse bei den Zwischenmahlzeiten mit anderen, kohlenhydratdichteren Lebensmitteln zu kombinieren. Die Vorschläge 2–4 und 10 für Zwischenmahlzeiten (ab Seite 96) zeigen solche Kombinationen.

Der Joghurt-Mythos

Vom Kaloriengehalt mit dem Apfel durchaus vergleichbar ist ein Becher (150 g) fettarmer Joghurt. Der Kohlenhydratgehalt ist jedoch noch geringer als beim Apfel: 7 g verwertbare Kohlenhydrate stecken in dieser Mahlzeit. So gesehen hat die Werbung recht, die den Joghurt systematisch als die leichte Mahlzeit für die dynamische, moderne, sportliche Frau von heute aufgebaut hat. Joghurt – das Sinnbild für gesunde, moderne Ernährung, kann in jeder Lebenslage ohne Reue verzehrt werden.

Gleichzeitig wurden die Joghurtbecher immer größer: 150-g-Becher sind im Milchregal gar nicht mehr so leicht zu finden. Statt dessen stehen 250-g- und 500-g-Packungen in vorderster Front. Und interessanterweise greifen auch die meisten Verbraucher lieber zu den Großpackungen – zum einen wohl, weil Joghurt ja so gesund und eben leicht ist, daß man ruhig etwas mehr vertragen kann, zum anderen aber auch, weil 150 g Joghurt einfach ein bißchen wenig sind! 7 g Kohlenhydrate und 75 kcal halten nicht besonders lange vor. Da braucht man schon die Großpackung,

um über die Runden zu kommen. Mit 250 kcal sind aber selbst 500 g fettarmer Joghurt gar nicht mehr so leicht. Die vollfette Version mit 3,5 % Fett bringt bereits 345 kcal. Da muß man dann schon eine andere Mahlzeit des Tages besonders kohlenhydratreich gestalten, um den erwünschten Tagesdurchschnitt wieder herzustellen.
Den kleinen Hunger bringt meist auch die Großpackung nicht dauerhaft »zum Schweigen«. Schnell braucht man den nächsten Joghurt, oder, wenn keiner mehr zur Hand ist, eben doch wieder die Schokolade. So ein Riesenjoghurt bringt nämlich gerade einmal 22 g Kohlenhydrate.
Was die Kalorien und vor allem den Fettanteil betrifft, sieht es bei den vielen Joghurt- und Quarkvarianten, die auf dem Markt angeboten werden, deutlich ungünstiger aus als beim fettarmen Naturjoghurt. Sie sollten daher mit besonderer Sorgfalt ausgewählt werden. An dieser Stelle sei noch einmal darauf hingewiesen, sich nicht von irgendwelchen Aufschriften wie »light« irritieren zu lassen. Auch vor den Fruchtjoghurts kann nur gewarnt werden. Insbesondere die Produkte, die speziell für Kinder angeboten werden, sind meistens besonders zucker- und fetthaltig.
Somit gilt wie beim Obst und Gemüse auch beim Joghurt: Der Fehler liegt nicht im Joghurt, sondern in der Kombination. Milchprodukte enthalten von Natur aus nur wenig Kohlenhydrate. Sie sollten daher nicht solo, sondern immer in Kombination mit Kohlenhydratlieferanten verzehrt werden (Beispiele dafür siehe Seite 97, Vorschläge 2–4). Bevorzugt werden sollte grundsätzlich Naturjoghurt, am besten mit 1,5 Prozent Fett. Wessen Geschmacksnerven lieber den 3,5prozentigen Joghurt mögen, der kann problemlos auch diesen verwenden – solange der Joghurt nicht pur ohne Kohlenhydrate und nicht in Riesenportionen verzehrt wird!
Wer Joghurt grundsätzlich nicht ungesüßt mag, sollte trotzdem Naturjoghurt kaufen und ihn sich selbst süßen. Im Sommer kann dies hervorragend über frische, süße Früchte wie Pfirsiche, Aprikosen, Weintrauben erreicht werden. Beim Winterobst, den Zitrusfrüchten und Äpfeln, kann zusätzlich mit etwas Zucker nachgeholfen werden. Eine andere Möglichkeit ist die Zugabe von Kompott, Apfelmus oder ähnlichem. Auf diese einfache Weise

wird wiederum für Kontrolle gesorgt: Man bestimmt selbst, ganz nach seinem Geschmack, wieviel Zucker zugegeben wird. Im Sommer wird vielfach überhaupt keine oder eine nur sehr geringe Zugabe notwendig sein.

Das Phänomen Schokoriegel

Die Haken an Schokolade und Co. sind bereits ausführlich besprochen worden. Insbesondere der hohe Zucker- und Fettanteil machen sie zu einer ungünstigen Zwischenmahlzeit. Dies gilt auch für die vielen Keksquadrate mit Haselnuß-Milch-Schokoladen-Füllungen oder die kleinen »Portionen Milch«. Sie sind von der Nährstoffrelation grundsätzlich genauso einzuschätzen wie Schokolade oder Pralinen und sollten möglichst gemieden werden.

Für den kleinen süßen Genuß, den man sich ab und zu trotzdem gönnen möchte, empfehlen sich grundsätzlich Produkte, die in kleinen Einheiten zu bekommen sind: 30–40 g sind genau richtig. Damit haben die Riegel um 160 kcal und können noch mit einer Kleinigkeit aus der Müsli-Ecke oder mit Obst kombiniert werden. Auch die Versuchung, die angefangene Packung ganz aufzuessen, mit der man bei Schokoladentafeln und Pralinenpackungen immer kämpft, entfällt hier ganz.

Müsliriegel bieten gegenüber den Schokoriegeln nicht automatisch einen Vorteil. Jeder Müsliriegel, auch der aus dem Reformhaus, enthält Zucker. Der Unterschied zwischen den Reformhaus- und den Supermarktriegeln liegt in erster Linie in den verwendeten Zutaten: Der Reformhausriegel enthält meist keine Konservierungsstoffe und keinen Haushaltszucker. Statt dessen werden Honig und Fruchtsüße aus Trockenfrüchten eingesetzt, deren süßer Geschmack allerdings ebenfalls auf Trauben- und Fruchtzucker beruht.

Auch bezüglich des Fettanteils ist der Müsliriegel nicht automatisch günstiger als der Keksriegel. Durch die Zugabe von Nüssen aller Art, Mandeln und anderen Zutaten kann sich der Fettgehalt schnell dem der Keksriegel annähern. Genaues Studieren der Etiketten ist daher auch hier notwendig. Daß es nicht ausreicht, wenn die absolute Kohlenhydratmenge in Gramm größer als die Fettmenge ist, hat das Rechenbeispiel auf Seite 38 gezeigt. Ein kleiner Vorteil der Müsliriegel ist der meist höhere Ballaststoffanteil. Aber viele Schokoriegel haben hier bereits nachgezogen.

»Aussteuer« für die Schreibtisch-Schublade

Folgende Regeln sollten bei der Zusammenstellung von Zwischenmahlzeiten berücksichtigt werden:

1. Obst oder rohes Gemüse sollten in mindestens einer der beiden täglichen Zwischenmahlzeiten enthalten sein.
2. Milchprodukte sollten nicht in größeren Mengen als 150 g pro Zwischenmahlzeit eingesetzt werden.
3. Obst, rohes Gemüse und Milchprodukte sollten immer mit kohlenhydratreichen Lebensmitteln wie Brot und Getreideprodukten kombiniert werden.
4. Süßigkeiten sollten nach Möglichkeit vollkommen vermieden oder höchstens in Form von kleinen Einheiten (30 g) in Kombination mit echten Kohlenhydratlieferanten verzehrt werden.
5. Das Trinken nicht vergessen: 1–2 Gläser Mineralwasser oder Saftschorle gehören dazu.

Grundsätzlich eignen sich Zwischenmahlzeiten hervorragend dazu, den täglichen Obstbedarf zu decken. Um sowohl Obst als auch Müsli im Büro problemlos zubereiten und verzehren zu können, sollte allerdings die notwendige praktische Ausrüstung vorhanden sein. So sollte sich in einer der Schreibtischschubladen am besten – statt des üblichen Schokoladenvorrates – folgendes befinden:
– ein Obstmesser,
– ein Obstschäler,
– ein kleiner Teller,
– ein kleines (Müsli-)Schälchen,
– ein kleiner Vorrat an Fertigmüsli, Haferflocken oder was einem persönlich aus der »Getreide-Ecke« schmeckt,
– eventuell ein kleiner Vorrat an Zucker zum Nachsüßen
– und eine oder zwei Stoffservietten sowie ein Küchenhandtuch.

Die Ausrüstung ist Voraussetzung dafür, daß das Vorhaben Zwischenmahlzeit auch wirklich in die Tat umgesetzt werden kann. Gerade bei Obst und Müsli ist es wichtig, daß sie frisch zubereitet werden. Schält und schneidet man Obst bereits zu Hause vor, wird es meistens bis zur ersten Zwischenmahlzeit braun und matschig. Das kann auch der Trick mit dem Zitronensaft meistens nicht verhindern. Und Müsli verliert seine knusprige Konsistenz, wenn es mehrere Stunden lang mit Joghurt vermischt herumsteht. Angesichts einer Plastikdose mit einem matschigen Müsli-Obst-Brei wird auch der entschlossenste Vorsatz, eine kohlenhydratbetonte Zwischenmahlzeit reich an Vitaminen, Mineralstoffen und Ballaststoffen aufzunehmen, schnell in der Cafeteria beim Salamibrötchen enden. Ebenso wird die Lust an Obst und Müsli bald erlahmen, wenn das Zubereiten aufgrund mangelnder Ausrüstung zum Problem wird und in einer riesigen »Sauerei« auf dem Schreibtisch endet. Die oben aufgeführte Schreibtisch-Grundausstattung hilft, solche Klippen zu umschiffen.

Was man zwischendurch so alles essen kann

Wählen Sie aus insgesamt 13 geeigneten Rezept-Vorschlägen aus, wie Sie Ihre Zwischenmahlzeit im Büro gestalten wollen. Die Rezepte wurden speziell unter den Gesichtspunkten
- einfach und schnell zuzubereiten,
- bequem zu transportieren und
- problemlos zu lagern

zusammengestellt.

Vorschlag 1: Brezel mit wenig Butter

1 Brezel (ca. 50 g)
mit 10 g Butter oder Margarine
Energiegehalt: 240 kcal
Nährstoffrelation: Kohlenhydrate (57 %), Fett (36 %), Eiweiß (8 %)
absolute Kohlenhydratmenge: 34 g
Deutlich fettärmer fällt diese Mahlzeit natürlich aus, wenn die Brezel ganz ohne Butter verzehrt wird.

Vorschlag 2: Müsli mit Milch

30 g Müsli-Fertigmischung
125 ml Milch oder Joghurt 1,5 % Fett
1 Apfel oder 1 andere Obstsorte, extra verzehrt oder kleingeschnitten unters Müsli gemischt
Energiegehalt: 210 kcal
Nährstoffrelation: Kohlenhydrate (66 %), Fett (19 %), Eiweiß (15 %)
absolute Kohlenhydratmenge: 35 g
(Zur Auswahl des richtigen Müsliproduktes siehe Anmerkungen zum Frühstück auf Seite 81)

Vorschlag 3: Kleines Joghurtmüsli

150 g Joghurt 1,5 % Fett
30 g Haferflocken
1 Birne, kleingeschnitten
oder 1 andere Obstsorte in einer Menge von bis zu 100 g
abgeschmeckt mit Zimt und etwas Zitrone
Energiegehalt: 240 kcal
Nährstoffrelation: Kohlenhydrate (66 %), Fett (18 %), Eiweiß (16 %)
absolute Kohlenhydratmenge: 40 g

Vorschlag 4: Morgenmuffel-Müslis

Siehe Seite 90

Vorschlag 5: Banane »pur«

2 Bananen
Energiegehalt: 260 kcal
Nährstoffrelation: Kohlenhydrate (93 %), Fett (2 %), Eiweiß (5 %)
absolute Kohlenhydratmenge: 57 g

Vorschlag 6: Marmeladenbrot

1 Brötchen oder 60 g Brot, bevorzugt Vollkorn
5 g Butter oder Margarine
25 g Marmelade oder Honig
Energiegehalt: 216 kcal
Nährstoffrelation: Kohlenhydrate (73 %), Fett (20 %), Eiweiß (7 %)
absolute Kohlenhydratmenge: 39 g

Vorschlag 7: Käsebrot

1 Brötchen oder 60 g Brot, bevorzugt Vollkorn
1 Scheibe (30 g) Hartkäse, 30 % Fett i. Tr.
Energiegehalt: 200 kcal
Nährstoffrelation: Kohlenhydrate (51 %), Fett (25 %), Eiweiß (24 %)
absolute Kohlenhydratmenge: 26 g

Vorschlag 8: Schinkenbrot

1 Brötchen oder 60 g Brot, bevorzugt Vollkorn
1 Scheibe (30 g) gekochter Schinken
dazu 2 Karotten, geschält
Energiegehalt: 195 kcal
Nährstoffrelation: Kohlenhydrate (63 %), Fett (12 %), Eiweiß (26 %)
absolute Kohlenhydratmenge: 30 g

Vorschlag 9: Brot mit Hüttenkäse und Karotte

1 Brötchen oder 60 g Brot, bevorzugt Vollkorn
50 g Hüttenkäse
dazu 1 Karotte, Paprikaschote oder anderes rohes Gemüse
Hüttenkäse kann mit Gewürzen und frischen Kräutern zusätzlich pikant abgeschmeckt werden.
Energiegehalt: 200 kcal
Nährstoffrelation: Kohlenhydrate (60 %), Fett (15 %), Eiweiß (25 %)
absolute Kohlenhydratmenge: 30 g

Wer die Zeit hat, zu Hause kleine Mahlzeiten vorzubereiten, für den eignen sich die folgenden Vorschläge. Sie sind besonders für Mehrpersonenhaushalte günstig.

Vorschlag 10: Pudding mit Obst

1 Päckchen Kochpuddingpulver (40 g)
500 ml Milch (1,5 % Fett)
1 Eßlöffel Zucker
Pudding nach Anleitung des Herstellers zu Hause zubereiten und in drei gleiche Portionen teilen. Dabei entspricht eine Portion einer Zwischenmahlzeit. Die Portion fürs Büro am besten gleich in eine fest verschließbare Plastikbox einfüllen, in der noch Platz genug sein sollte, um später im Büro Obst darauf zu verteilen. Bei offenem Deckel abkühlen lassen.
Pro Portion sollten 50 g saftiges Obst wie Pfirsiche, Aprikosen oder Nektarinen, frische Erdbeeren oder Orangen zugegeben werden. In den Wintermonaten kann auch Kompott oder eingemachtes Obst verwendet werden.
Energiegehalt (1 Portion einschließlich Obst): 170 kcal
Nährstoffrelation: Kohlenhydrate (71 %), Fett (15 %), Eiweiß (15 %)
absolute Kohlenhydratmenge: 30 g

Vorschlag 11: Milchreis

40 g Milchreis
170 ml Milch (1,5 % Fett)
Milchreis am Tag vorher zubereiten (Anleitung auf der Milchreispackung befolgen); wie bei Vorschlag 10 in eine Plastikdose einfüllen und abkühlen lassen; mit Zimt bestäuben.
Energiegehalt: 225 kcal
Nährstoffrelation: Kohlenhydrate (73 %), Fett (12 %), Eiweiß (15 %)
absolute Kohlenhydratmenge: 40 g

Tip: Alternativ kann auch fertiger Milchreis (200-g-Becher) aus dem Milchregal verwendet werden, vorausgesetzt die Nährwertangabe stimmt.

Vorschlag 12: Grießbrei mit Apfelmus

1000 ml Milch (1,5 % Fett)
100 g Weizengrieß
1 Eigelb
Milch aufkochen lassen, Grieß unter Rühren zugeben, damit keine Klumpen entstehen. Unter ständigem Rühren kurz aufkochen lassen, bis ein Brei entsteht. Von der Platte nehmen und ein gequirltes Eigelb unterheben. In 4 gleiche Portionen teilen. Eine Portion entspricht einer Zwischenmahlzeit. Die Portion fürs Büro am besten gleich in eine verschließbare Plastikbox einfüllen. Bei offenem Deckel abkühlen lassen. Nach dem Abkühlen Apfelmus (25–30 g) in die Mitte geben und mit etwas Zimt bestreuen.
Energiegehalt: 230 kcal
Nährstoffrelation: Kohlenhydrate (57 %), Fett (22 %), Eiweiß (21 %)
absolute Kohlenhydratmenge: 32 g

Vorschlag 13: Obstkuchen vom Blech

Für den Teig:
400 g Mehl, am besten Vollkornmehl Type 1050
25 g Hefe
180 ml Milch (1,5 % Fett)
80 g Zucker
1 Ei
1 Prise Salz
50 g Butter
Für den Belag:
1500 g Pflaumen oder anderes Obst
3 Eßlöffel Zucker
Das Mehl in eine große Schüssel sieben und in die Mitte eine Mulde drücken. Hefe in kleinen Stücken hineingeben und mit 2 Teelöffeln Zucker, der Hälfte der lauwarmen Milch und etwas Mehl verrühren. Mit Mehl vorsichtig bestäuben. Die Schüssel mit einem Tuch bedecken und an einem warmen Ort 20 Minuten gehen lassen, bis der Hefevorteig auf der Oberfläche leichte Risse zeigt. Danach übrige Milch, Ei, Salz, Zucker und Butter in Flöckchen zugeben und alles zu einem Teig verkneten. Den Teig

so lange kneten, bis er Blasen wirft (ca. 10 Minuten). Erneut abgedeckt 20 Minuten gehen lassen. In der Zwischenzeit das Obst waschen und vorbereiten. Den fertigen Teig noch einmal kurz durchkneten, ausrollen und auf einem eingefetteten Backblech gleichmäßig verteilen. Obst darauflegen und den Kuchen bei 200 Grad etwa 40 Minuten backen. Bei saurem Obst wie Pflaumen gleich nach dem Backen etwas zuckern. Kuchen in 15 gleich große Stücke teilen. Ein Stück entspricht einer Zwischenmahlzeit.
Energiegehalt: 210 kcal
Nährstoffrelation: Kohlenhydrate (73 %), Fett (17 %), Eiweiß (10 %)
absolute Kohlenhydratmenge: 37 g

Wenn der Heißhunger auf Süßes kommt...

Am besten ist es natürlich, man versucht vorzubeugen, indem man brav seine 5 Mahlzeiten ißt. Aber es gibt immer Tage, an denen einfach alles »drunter und drüber« geht und trotz aller Vorsätze ein regelmäßiger Mahlzeitenrhythmus nicht einzuhalten ist. Kommt der Heißhunger auf Süßes, gibt es einige Tricks und Kniffe, wie man den Verzehr von Unmengen an fetthaltigen Süßigkeiten vermeiden kann.
In erster Linie geht es darum, einen möglichst guten Kompromiß zwischen Lusterfüllung und ernährungsphysiologischen Grundsätzen zu finden. Der Forderung des Körpers nach süßem Geschmack kann sich in dieser Situation kein normaler Mensch vollkommen entziehen. Gerade nach einer längeren Phase ohne (Essens-)Pause und mit stressigem Arbeitsklima ist es kein Zeichen von Disziplinlosigkeit, wenn die Finger in der Schokodose verschwinden. Günstig wäre es, den süßen Hunger über Lebensmittel oder kleine Mahlzeiten zu stillen, die nicht nur aus Fett und Zucker bestehen, sondern neben einem möglichst niedrigen Fettgehalt auch für eine längerfristige Sättigung sorgen können. Solche Kompromißlösungen sind:
– das Marmeladen- oder Honigbrot,
– ein Müsli mit sehr süßem (reifen) Obst,
– ein Müsli, dem mit Zucker zusätzliche Süße untergemischt wird,

- Obstkuchen nach dem Muster von Vorschlag 13,
- kohlenhydratreiche und fettarme Müsliriegel,
- Kekse ohne Schokolade, Nüsse, Mandeln usw. wie zum Beispiel die klassischen Butterkekse.

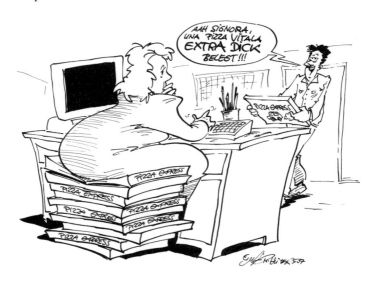

Eine warme Mahlzeit am Tag muß sein

Von der empfohlenen Aufteilung der täglichen Gesamtkalorien auf 5 Mahlzeiten hat das Mittagessen mit 30 Prozent den größten Umfang. Es bietet sich von daher besonders als warme Mahlzeit an. Denn warme Gerichte benötigen in der Regel einen etwas größeren Kalorienrahmen. Die warme Mahlzeit auf den Abend zu verlegen, ist dabei natürlich grundsätzlich auch möglich. Allerdings besteht hierbei die größere Gefahr, an Gewicht zuzunehmen, da beim abendlichen Ausruhen nur noch wenig Energie umgesetzt wird, der größte Teil der Kalorien also vom Körper gespeichert werden muß. Nach dem Mittagessen dagegen wird der Körper weiter gefordert, im Büro oder beim Einkauf auf dem Nachhauseweg.

Grundsätzlich sollte jeder eine warme Mahlzeit am Tag zu sich nehmen. Denn bei einer Ernährung über ausschließlich kalte Mahlzeiten müssen von vornherein eine Fülle von Lebensmitteln aus dem täglichen Speiseplan ausgeklammert werden. Kartoffeln, Nudeln und Reis beispielsweise können nur gegart verzehrt werden. Dies trifft auch auf manche Gemüsesorten zu: Brokkoli, Bohnen, Auberginen, Spinat... Auch Fleisch und Fisch müssen gebraten oder gedünstet werden. Die unter dem Gesichtspunkt der optimalen Nährstoffversorgung notwendige Vielfalt und Mischung verschiedenster Lebensmittel kann nur erreicht werden, wenn auch wirklich die gesamte Produktpalette genutzt wird. Daher sollte täglich eine warme Mahlzeit eingebaut werden. Wer mittags auf keinen Fall warm essen möchte, sollte dies dann abends nachholen, wobei hier in besonderem Maße auf eine fettarme Zubereitung und vorsichtige Dosierung der Portion geachtet werden muß.

Was mittags so gegessen wird...

Besonders beliebt: Das Stück Fleisch »dazwischen«...

Geht man mittags zwischen elf und drei an Fleischereien oder Imbiß-Stuben vorbei, kann man sie beobachten: die abgehetzten Berufstätigen, zumeist männlich, wie sie mit hungrigem Blick hineinstürmen und sich ihr Brötchen mit Leberkäse holen. Die Bedienung hinter der Theke schneidet ein Stück vom warmen Leberkäse ab. Und da Männer ja besonders viel Kraft brauchen und der Mann an der Theke besonders blaß und ausgehungert aussieht, ist sie bei der Bemessung der Scheibe besonders großzügig. Meistens werden es zwischen 80 und 100 g, die zwischen zwei Weißbrot-Hälften eingeklemmt werden. Das Ergebnis: 400 kcal mit einer Nährstoffrelation von 25 Prozent Kohlenhydraten und 54 Prozent Fett. Ähnliche Werte finden sich bei dem ebenfalls recht beliebten Big Mäc.

Daß Fleisch Kraft gibt, trifft, wenn überhaupt, nur für die mageren Sorten zu: Denn diese haben einen hohen Eiweißanteil, und Eiweiß dient als Baustoff für unsere Muskulatur. Weder Leberkäse noch die berühmte Frikadelle gehören jedoch zu diesen »Kraft-Machern«. Im Gegenteil: Sie haben – auch im Vergleich zu anderen Fleisch- und Wurstwaren – besonders viel Fett. Damit kommen sie am ehesten für Schwerarbeiter im Steinbruch in Frage, die den ganzen Tag Steine schleppen. Dies gilt insbesondere für die Kombination der dicken Scheibe Leberkäse (100 g) mit einem kleinen Brötchen, das gerade einmal halb soviel wiegt. Die Kohlenhydratmenge einer solchen Mahlzeit entspricht dabei jener, die eine durchschnittliche Zwischenmahlzeit bietet: Ein Brötchen liefert etwa 25 g Kohlenhydrate. Kein Wunder also, wenn man sich nach diesem Essen schlapper fühlt als vorher. Der gewaltige Fettanteil muß erst einmal verdaut werden, und es mangelt an Kohlenhydraten für die zweite Hälfte des Arbeitstages.

Auf dem Fitneßtrip: Naturjoghurt und Salat

Von den Leberkäse-Spezialisten streng zu unterscheiden sind die Fitneßbewußten. Sie meiden Fleischereien und Imbiß-Stuben. Wenn sie in die Kantine gehen, halten sie sich meistens in der Nähe der Salatbar auf: Aus frischen Salaten, Rohkost und Naturjoghurt besteht ihr Mittagessen. Auf das normale »Kantinenvolk« blicken sie oft etwas herab.

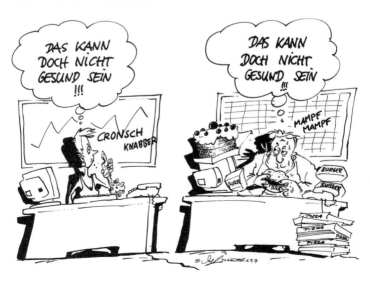

Dabei ist auch ihre Mittagsmahlzeit keineswegs optimal: Wie auf Seite 49/50 ausgeführt, enthält Gemüse generell nur wenig Kohlenhydrate. Speziell grüner Salat liefert pro 100 g gerade einmal 1 g dieser wichtigen Gehirnnahrung. Um eine akzeptable Kohlenhydrataufnahme von mindestens 60 g beim Mittagessen zu erreichen, müßten also 6 kg Salat verzehrt werden! Und von Joghurt mit seinen 4 g Kohlenhydraten pro 100 g müßten mit 1,5 kg utopische Mengen gegessen werden. Sicherlich, die Mittagsmüdigkeit mag nach so einem leichten Mahl eventuell etwas geringer ausfallen als nach dem Fleischbrötchen. Gehirnnahrung für den Nachmittag fehlt aber auch hier.

Die Folgen sind in aller Regel fatal – im Tagesplanbeispiel 2 auf Seite 35 sind sie dargestellt: Der Hunger ist nach kurzer Zeit wieder da. Es tritt keine langfristige Sättigung ein, und dem Süßigkeitenfuttern wird Tür und Tor geöffnet. Ähnlich wie bei den Zwischenmahlzeiten kann hier nur festgehalten werden: Der Fehler liegt nicht in der Tatsache, daß Salat und Joghurt zum Mittagessen verzehrt, sondern darin, daß sie mit keinem echten Kohlenhydratlieferanten kombiniert wurden. Eine Portion Salat ist immer empfehlenswert und günstig – aber eben nicht, um damit den Kohlenhydratbedarf zu decken, sondern um Vitamine, Mineralstoffe und Ballaststoffe aufzunehmen. Salat und Rohkost pur sind für einen Berufstätigen keine volle Mittagsmahlzeit.

Für die »Anspruchslosen« – die Kantine

Schließlich gibt es noch die Kategorie derjenigen, die immer in die Kantine gehen und dort brav und kritiklos essen, was auf den Teller kommt. Häufig wissen sie eine Stunde später schon nicht mehr, was es eigentlich gab. Aber wehe, es gibt einmal kein Fleisch! Dann kommen sie auf Touren: Wie soll man denn da etwas leisten können? Muß die Firma jetzt schon so sparen? Sprüche, die dann häufig zu hören sind.

Kantinenessen – besser als sein Ruf...

Kantinenessen hat in Deutschland weithin einen schlechten Ruf: Verkocht, wenig abwechslungsreich und nährstoffarm sind die häufig gebrauchten Schlagworte der Kantinengegner. Dabei sind

viele Kantinen besser als ihr Ruf. Gerade in den letzten Jahren hat sich auf dem Sektor der Gemeinschaftsverpflegung viel getan. Neue Methoden und moderne Geräte ermöglichen heute ein nährstoffschonendes Garen der Speisen. Genaue Arbeitspläne organisieren die Zubereitung der Mahlzeiten zeitlich so, daß möglichst geringe Warmhaltezeiten für die Speisen notwendig sind. Hierzu gehört beispielsweise das gestaffelte Garen von Menükomponenten: Es wird nicht die gesamte Menge auf einmal gegart, sondern immer nur ein Teil, so daß laufend frische Speisen verteilt werden können. Bevor Sie also ein Negativ-Urteil über Ihre Betriebskantine fällen, erkundigen Sie sich einmal nach den dort angewandten Herstellungsverfahren und -techniken.
Auch die Auswahl der verwendeten Lebensmittel wird in aller Regel sorgfältig vorgenommen. Insbesondere der Einsatz von Tiefkühlgemüse oder auch -obst zeugt dabei nicht von schlechter Kantinenführung. Qualitativ sind Tiefkühlgemüse und -obst hochwertige Produkte, die es vom Nährstoffgehalt problemlos mit frischer Ware aufnehmen können.
Denn Tiefkühlware wird heutzutage im großen Stil hergestellt. Die Gefrieranlagen stehen in direkter Nachbarschaft der Felder, so daß nach der Ernte keine langen Transportwege zurückzulegen sind, auf denen bereits die ersten Vitamin- und Mineralstoffverluste anfallen. Das Gemüse und Obst wird genau zum richtigen Zeitpunkt geerntet und sofort weiterverarbeitet. Die Nährstoffverluste vom Erntetag bis zum Einfrieren werden somit minimiert. Im gefrorenen Zustand verändert sich der Vitamin- und Mineralstoffgehalt kaum. Erst nach dem Auftauen, wenn Luft, Licht und Wasser an die Produkte gelangen, verlieren sie wieder Vitamine und Mineralien, weshalb sie so schnell wie möglich zubereitet und serviert werden müssen.
Bei frischer Ware von der Marktfrau muß der Vitamin- und Mineralstoffgehalt nicht zwingend höher als bei den Tiefkühlprodukten sein. Wenn das Gemüse bereits einen längeren Transportweg vom Feld (zum Beispiel bei Ware aus weiter entfernten Teilen Deutschlands oder dem Ausland) zum Stand hinter sich hat und dort mehrere Stunden in der Sonne vor sich hinwelkte, wird insbesondere von den lichtempfindlichen Vitaminen nur noch wenig übrig sein. Bei Tiefkühlgemüse ist im Vergleich zu

frischer Ware die Qualitätssicherheit höher. Es ist daher keinesfalls als minderwertig oder als Billigkost einzustufen.

Die Tücken des Kantinenessens

Trotzdem hat das Kantinenessen natürlich seine Tücken. Problematisch gerade unter dem Gesichtspunkt einer kohlenhydratbetonten Ernährung sind die Fleischportionen. Nach wie vor gibt es in den meisten Kantinen täglich Fleisch oder Fisch, wobei die Portionen in aller Regel sehr großzügig bemessen sind. Fleischlose Gerichte sind eher selten bis überhaupt nicht auf den Speiseplänen zu finden. Die Folge der großen Fleischportionen ist ein relativ hoher Fettanteil, so daß auch die Kalorien der Mahlzeit insgesamt meistens höher liegen als sie sollten: 30 Prozent der angenommenen 2200 Tageskalorien entsprechen 660 kcal. In der Kantine und übrigens auch in den meisten Restaurants erreichen die Mahlzeiten oftmals 800–1000 kcal. Im Grunde ist die Mahlzeitengestaltung damit in vielen Großküchen noch auf den körperlich schwer Arbeitenden ausgerichtet, nicht jedoch auf die Bedürfnisse des Kopfarbeiters.

Machen Sie das Beste aus dem Kantinenessen!

Nach dem Motto »Gefahr erkannt, Gefahr gebannt!« können diese Klippen des Kantinenessens jedoch relativ einfach umschifft werden. Grundsätzlich sollten Sie es sich gut überlegen, ob Sie das Angebot einer warmen Mahlzeit in der Kantine, sofern eine im Betrieb vorhanden ist, wirklich ausschlagen wollen. Dies gilt insbesondere dann, wenn Sie sonst zu keiner warmen Mahlzeit kommen, weil Sie selbst nicht kochen können oder wollen. Denn wie gesagt: Eine warme Mahlzeit am Tag sollte schon sein. Wenn das Essen geschmacklich für Sie in Ordnung ist, können Sie sich mit einigen einfachen Tricks das Kantinenessen nach Ihren Bedürfnissen »zurechtbiegen«:
1. Das Allerwichtigste zuerst: den Wochenspeiseplan im voraus, das heißt am besten am Freitag oder spätestens am Montag morgen intensiv studieren. Welche Gerichte schmecken Ihnen, welche kommen überhaupt nicht in Frage? Gibt es fleischlose Gerichte, die Ihnen schmackhaft erscheinen? Für Tage, an

denen der Speiseplan Ihren Geschmacksnerven überhaupt nicht gefallen will, müssen Sie sich eine Alternative zur Kantine überlegen, also entweder woanders zum Essen gehen oder sich selbst etwas mitbringen. Das muß geplant werden. Wenn die Kalorien pro Mahlzeit oder Mahlzeitenkomponente (Vor-, Haupt- und Nachspeise) angegeben sind, nutzen Sie die Angaben für Ihre Auswahl. Versuchen Sie, in dem Rahmen von 600–700 kcal zu bleiben.

2. Reduzieren Sie die Fleischmengen der Mahlzeiten selbständig. Sie müssen die großen Fleischportionen doch nicht akzeptieren und schon gar nicht essen, nur weil sie angeboten werden. Entweder essen Sie von der täglichen Fleischportion, die von den Großküchen in der Regel um 150 g pro Essensteilnehmer kalkuliert wird, immer nur die Hälfte, so daß sie in etwa auf 80 g pro Mittagessen kommen. Sie könnten sich beispielsweise eine Fleischportion mit einer Kollegin oder einem Kollegen teilen. Oder lassen Sie bei 2–3 Mahlzeiten pro Woche den Fleischanteil einfach weg: Beilagen mit etwas Soße und Gemüse schmecken auch sehr gut. Auf diese Weise kommen Sie auf 3–4 mal Fleisch in der Woche und damit ebenfalls im Schnitt ungefähr auf 80 g am Tag.

3. Erhöhen Sie die Beilagenmenge: Sie sollten bei der Zusammenstellung Ihres Essens immer die Abbildung 6 im Hinterkopf haben. **Als Faustregel gilt: 60–75 Prozent des Tellers mit Beilagen und Gemüse bedecken und 25 bis maximal 40 Prozent mit Fleisch oder Fisch und Soße.** Dann haben Sie die Gewähr, daß Ihr Essen zumindest keine Fettbombe ist und eine akzeptable Kohlenhydratmenge erreicht. Zur Erinnerung: Die fettärmsten Beilagen sind Salz- und Pellkartoffeln, Nudeln und (Natur-)Reis; günstig sind aber auch die »Kartoffelabkömmlinge« Kartoffelbrei und Kartoffelknödel; Vorsicht bei Kartoffelsalaten, insbesondere wenn sie mit Mayonnaise zubereitet sind, Pommes frites, Kroketten und Bratkartoffeln. Und übrigens: Semmelknödel sind in der Regel alles andere als fettarm, denn sie enthalten jede Menge Eier.

4. Sparen Sie Fett: Seien Sie ehrlich, die meisten Fettbomben kennen Sie doch im Grunde genau. Also Augen auf und bewußt auswählen, insbesondere dann, wenn Ihnen Ihre

Kantine mehrere Wahlmöglichkeiten anbietet, zum Beispiel in Form von verschiedenen Essen oder mehreren Alternativen bei den Beilagen und Gemüsen. Vermeiden Sie beispielsweise:
- **Paniertes**, da hier mehr Fett zum Anbraten nötig ist als bei der Zubereitung ohne Paniermehl; dies gilt auch für Puten- und Fischgerichte, also panierte Putenschnitzel, Fischstäbchen und panierte Fischfilets. Bevorzugen Sie Gegrilltes, Gedünstetes oder Gebratenes.
- **Fritiertes** wie Pommes frites.
- **Salate mit Mayonnaise oder Sahne**, auch wenn es sich um Kartoffel-, Nudel- oder Reissalate handelt.
- **Fertigsalatsoßen**, vor allem wenn sie dick und sämig sind. Fertigsalatsoßen sind, wie die meisten Fertigprodukte, fast immer extrem fett. Sehr häufig werden sie aber an den Salatbars in der Gastronomie angeboten. Wählen Sie lieber ein Essig-Öl-Dressing oder Joghurtdressing. Erkundigen Sie sich beim Küchenpersonal, welche Dressings von der Küche selbst zubereitet wurden und welche aus der Pakkung kommen. Wenn Sie Gelegenheit haben, sich Ihren Salat selbst mit Essig und Öl zuzubereiten, nutzen Sie dieses Angebot unbedingt. Dabei reicht für eine große Portion Salat ein Teelöffel Öl aus. Essig hat dagegen kaum Kalorien. Hier können Sie genauso wie bei Gewürzen und Kräutern großzügig sein.

5. Lassen Sie die Vorsuppen weg: Sie werden in der Regel aus Trockenprodukten hergestellt, bringen vornehmlich Kalorien, aber kaum Vitamine und Mineralien. Ihr Fettgehalt ist teilweise sehr hoch. Wenn sie keine kohlenhydratreichen Beilagen wie Nudeln, Reis, Kartoffeln oder Gemüse enthalten, tragen sie auch nichts zur Kohlenhydratzufuhr bei. Hier lassen sich auf einfache Weise Kalorien sparen. Denken Sie daran: Die Mahlzeiten sind im Kalorienbereich meistens etwas zu üppig kalkuliert. Sie müssen also irgendwo sparen.

6. Wählen Sie einmal pro Woche ein Fischgericht, am besten Seefisch – gebraten, gedünstet oder gegrillt. Denn Fisch enthält essentielle Nährstoffe, die Ihnen andere Lebensmittel nur schwer liefern können.

7. Wählen Sie als Nachtisch am besten frisches Obst. Sie sollten am Tag auf 3 Stück Obst kommen. Beim Nachtisch können Sie auf diese Weise einen Teil des Bedarfs abdecken. Außerdem hat Obst weniger Kalorien als irgendwelche Cremes. Grundsätzlich sollten Sie bei undefinierbaren, cremigen Desserts vorsichtig sein. Wenn schon cremig, dann Pudding, Quarkspeise, Joghurt oder Grießbrei.

Noch ein Wort zu den Soßen. Ohne Fett gibt es sie praktisch nicht, denn Fett sorgt für den Geschmack. Aber es gibt natürlich extrem fette und fein abgestimmte Soßen. Ein prüfender Blick auf die Soßenkonsistenz reicht hier in der Regel für ein Urteil schon aus. Ganz verzichten muß man auf Soßen und damit auf Fett nun doch nicht. Wer sich bei einem Fleischgericht entschließt, den Fleischanteil wegzulassen und nur die Beilagen und das Gemüse zu verzehren, kann ruhig Soße dazu nehmen. Denn sie macht das Essen meist erst so richtig schmackhaft. Versuchen Sie einfach, allzu sämige, rahmige Soßen zu vermeiden. Auf normale Bratensoßen brauchen Sie jedoch nicht zu verzichten. Und wie schon auf Seite 32/33 angesprochen, sollten Sie gerade beim Kantinenessen die Meßlatte nicht so hoch anlegen. Der Tagesdurchschnitt der Nährstoffrelation hängt nicht allein vom Kantinenessen ab. Alle Mahlzeiten tragen ihren Teil dazu bei. Wenn Sie die anderen 4 Mahlzeiten alle kohlenhydratbetont und fettarm gestalten und sich bereits beim Frühstück Ihren »Fettpuffer« geschaffen haben, spielt eine vielleicht etwas dickere Soße beim Kantinenessen keine große Rolle. Wenn Sie mit Hilfe der oben genannten Tricks Ihr Essen in der Kantine bewußt auswählen, kann die Mittagsmahlzeit eigentlich keine enorme Fettbombe mehr sein.

Wichtige Tips:
- Kombinieren Sie Salat als Hauptgericht immer mit Brötchen oder Brot (bevorzugt natürlich Vollkorn), um die notwendigen Kohlenhydrate in die Mahlzeit zu bringen. Das gleiche gilt für Suppen.
- Wenn es eine Salatbar gibt, nutzen Sie dieses Angebot täglich, indem sie beispielsweise einen kleinen Teller Salat als Vorspeise

verzehren. Dies gilt insbesondere dann, wenn Sie zu Hause praktisch nie Salat oder rohes Gemüse essen, weil Sie nicht zum Einkaufen kommen oder die Gemüseputzerei Ihnen zu aufwendig ist.
- Bevorzugen Sie Vollkornbrötchen und Naturreis wegen des höheren Nährstoffgehaltes.
- Bevorzugen Sie gegrilltes, gedünstetes oder gebratenes Fleisch. Das gleiche gilt für Fisch.
- Überlegen Sie, ob Sie fettarmen Nachtisch wie Pudding, Joghurt oder Quarkspeise mit ins Büro nehmen und später in Kombination mit Müsli oder Flocken als Zwischenmahlzeit essen können. Als Nachtisch statt dessen Obst verzehren.
- Vergessen Sie das Trinken nicht. 2–3 Gläser Mineralwasser oder Fruchtsaftschorle sind beim Mittagessen Pflicht.

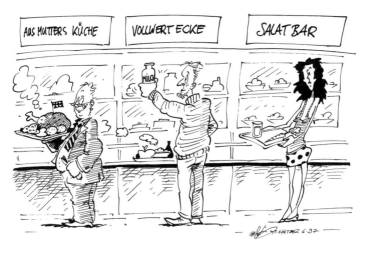

- Seien Sie auch bei fleischlosen Gerichten kritisch. Nur weil kein Fleisch dabei ist, muß die Mahlzeit nicht zwingend fettarm sein. Beispielsweise sind Semmelknödel mit sämiger Champignonrahmsoße im allgemeinen ziemlich fetthaltig. Achten Sie also auch bei den fleischlosen Gerichten darauf, daß sie die fettarmen Beilagen Nudeln, Reis oder Kartoffeln enthalten und diese nicht in Sahnesoße ertrinken.

Alternativen zum Kantinenessen

Wenn es keine Kantine im Betrieb gibt oder es dort einfach nicht schmeckt, müssen andere Möglichkeiten für das Mittagessen gesucht werden. Grundsätzlich gibt es drei Alternativen:
- Mittagessen in einem Restaurant,
- Zubereitung eines Mittagessens in der Büro-Küche, sofern vorhanden,
- »Brotzeit«, die man sich von zu Hause mitbringt.

Die einfachste, aber auch die teuerste Variante unter diesen drei Alternativen ist sicherlich der Restaurantbesuch. Denn er ist nicht mit eigenem Arbeitsaufwand verbunden, bietet aber dennoch die Möglichkeit für eine komplette warme Mittagsmahlzeit. Grundsätzlich sollten Sie fürs Mittagessen an Arbeitstagen nicht gerade Lokale auswählen, die für ihre großzügigen Fleischportionen bekannt sind. Dann könnten Sie auch gleich in die Fleischerei gehen, um sich eine Frikadelle oder ein Brötchen mit Leberkäse zu holen. Statt dessen sollten Sie Wert darauf legen, daß die Gaststätte Ihrer Wahl
- auf der Karte auch einige fleischlose Gerichte anbietet,
- die Beilagenmenge großzügig bemessen wird bzw. einfach nachzubestellen ist,
- eine Salatbar vorhanden oder eine Auswahl an frischen Salaten auf der Karte angeboten wird.

Günstig sind in der Regel italienische Restaurants. Mit ihren Nudel- und auch Reisgerichten führen sie eine relativ breite Palette an fleischlosen Gerichten. Frische Salate gehören dabei zumeist standardmäßig zum Angebot. Aber auch chinesische Restaurants bieten mit ihrer traditionellen Betonung des Reises eine Vielzahl günstiger Gerichte an. Im Bedarfsfall Reis nachzubestellen, ist meist kein Problem. Der Fleischanteil hält sich fast immer in Grenzen, zumal er häufig in Kombination mit Gemüse serviert wird. Riesige Fleischstücke à la Schnitzel und Co. gibt es dort nicht. Hüten sollte man sich eher vor den Fleischbällchen und vor dem Fritiertem. Natürlich gibt es auch geeignete Lokale der gutbürgerlichen Küche. Auch Bistros haben häufig ein reichhaltiges Angebot an Kleinigkeiten mit und ohne Fleisch, die sich zu einer Mittagsmahlzeit kombinieren lassen. Sicherlich werden Sie erst einmal eine kleine Testphase benötigen, um in Ihrer Umgebung das für Sie geeignete Lokal zu finden. Grundsätzlich gelten für die Auswahl der Gerichte die gleichen Tips und Regeln wie für die Kantine.

Sofern eine (Tee-)Küche mit einem kleinen Herd im Büro vorhanden ist, ist die Zubereitung zumindest kleinerer Mahlzeiten durchaus eine Alternative. Zum richtigen Kochen ist natürlich in der Mittagspause viel zuwenig Zeit, und die Büroküchen sind dazu auch meistens viel zu schlecht ausgestattet. Um Zeit zu sparen, ist es daher unumgänglich, zumindest teilweise auf Vorgegartes und Tiefkühlware zurückzugreifen. Am einfachsten ist es, komplett vorgekochte Gerichte, wie zum Beispiel Reste vom Wochenende oder vom Vortag, in der Büroküche aufzuwärmen. Dafür besonders geeignet sind Eintöpfe oder Aufläufe. Denn sie können einfach und schnell in der Mikrowelle oder im Ofen erhitzt werden, schmecken in der Regel auch aufgewärmt hervorragend und können problemlos ins Büro transportiert werden.

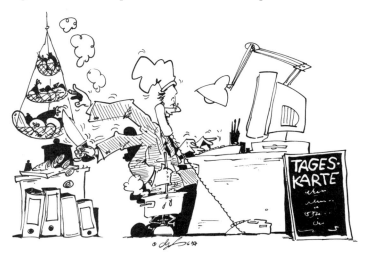

Wenn außer einer Mikrowelle auch ein Herd mit Kochplatten vorhanden ist, können kleinere Mahlzeiten frisch zubereitet werden. Jedoch sollte aus Zeitgründen auch hier zumindest ein Teil der Zutaten bereits zu Hause vorgegart werden. Im folgenden sind ein paar Vorschläge für schnelle und einfache Büro-Mittagsmahlzeiten zusammengestellt.

Vorschlag 1: Nudeln mit Tomatensoße

125 g Nudeln (Rohgewicht)
1 Eßlöffel Olivenöl
3 Eßlöffel Tomatenmark
125 ml Gemüsebrühe (instant)
Salz, Pfeffer, Paprika, Oregano und Basilikum
100 g rohe Salatgurke oder anderes rohes Gemüse
1 Birne oder 1 andere Obstsorte als Nachtisch
Nudelwasser mit etwas Salz auf die Kochplatte stellen. In einem Topf Olivenöl erhitzen, Tomatenmark und Gemüsebrühe zugeben (Brühe instant auf 125 ml Wasser nach Herstellerangaben dosieren) und offen köcheln lassen. Mit den Gewürzen nach Geschmack würzen. Gurke schälen und in große Scheiben als Rohkostbeilage schneiden. Nudeln bißfest garen, abgießen und mit Tomatensoße garnieren.
Diese Tomatensoße ist eine einfache Grundsoße, die je nach Zeit und Lust beliebig verändert werden kann, indem frische Tomaten, frische Kräuter usw. verwendet werden. Am günstigsten ist, die Soße bereits zu Hause vorzukochen und im Büro aufzuwärmen, so daß nur die Nudeln frisch zu kochen sind. Dann sind auch aufwendigere Rezepte – angefangen bei Tomatensoße mit frischen Tomaten über Fleischsoße bis hin zu Sahnesoße – möglich. Die Soßenmenge sollte aber 125–150 ml pro 125 g Nudeln nicht überschreiten.
Energiegehalt: 680 kcal
Nährstoffrelation: Kohlenhydrate (65 %), Fett (24 %), Eiweiß (11 %)
Kohlenhydratmenge absolut: 110 g

Vorschlag 2: Schinkennudeln

125 g Eiernudeln (Rohgewicht)
2 Scheiben gekochter Schinken (60 g)
15 g Margarine zum Braten
3 Karotten oder ca. 150 g anderes rohes Gemüse
1 Apfel oder 1 andere Obstsorte als Nachtisch

Nudeln in Salzwasser bißfest garen. Margarine in einer Pfanne erhitzen, abgegossene Nudeln und in Würfel oder Streifen geschnittenen Schinken zugeben und alles unter mehrmaligem Umrühren leicht braten. Karotten als Rohkostbeilage schälen.
Die Zubereitungszeit verkürzt sich, wenn die Nudeln bereits zu Hause gegart wurden.
Energiegehalt: 700 kcal
Nährstoffrelation: Kohlenhydrate (58 %), Fett (24 %), Eiweiß (17 %)
Kohlenhydratgehalt absolut: 100 g

Vorschlag 3: Bauernfrühstück

5 gekochte Kartoffeln (ca. 500 g)
1 Scheibe gekochter Schinken
10 g Margarine zum Braten
1 Ei
1 Paprikaschote oder 150 g anderes rohes Gemüse
150 g Naturjoghurt 1,5 % Fett
1 Pfirsich oder 1 andere Obstsorte

Vorgegarte Pellkartoffeln in Scheiben, Schinken in Streifen schneiden. Margarine in einer Pfanne erhitzen, Kartoffeln und Schinken zugeben und anbraten. Ei in einer Tasse verquirlen, mit Pfeffer, Paprika und etwas Salz würzen, unter die Kartoffeln rühren und noch einige Minuten braten lassen.
Eventuell mit frischer Petersilie bestreuen. Paprika als Rohkostbeilage waschen und vierteln. Pfirsich in den Joghurt schneiden und als Nachtisch verzehren.
Energiegehalt: 630 kcal
Nährstoffrelation: Kohlenhydrate (52 %), Fett (28 %), Eiweiß (20 %)
Kohlenhydratmenge absolut: 80 g

Vorschlag 4: Kartoffel-Zucchini-Pfanne

5 gekochte Kartoffeln
2 kleine Zucchini
150 ml Gemüsebrühe (instant)
1 Teelöffel Olivenöl
75 g Magerquark
150 g Apfelmus
4 Eßlöffel Haferflocken (20 g)

Zucchini waschen und in Scheiben schneiden. In einer Pfanne 150 ml Wasser mit Gemüsebrühe instant (Dosierung nach Herstellerangaben) zum Kochen bringen. Zucchini zugeben und bei geschlossenem Deckel und mittlerer Temperatur dünsten. Kartoffeln schälen und in Scheiben schneiden. Nach etwa 7 Minuten Garzeit zu den Zucchini geben, umrühren und mitdünsten lassen. Wenn die Kartoffeln warm und die Zucchini weich sind, von der Flamme nehmen, mit dem Öl, Pfeffer und Kräutern abschmecken.

Für den Nachtisch Magerquark mit Apfelmus und den Haferflocken kräftig vermischen.

Grundsätzlich ist diese Gemüsepfanne auch mit anderen Gemüsesorten möglich. Zucchini und auch Auberginen bieten sich fürs Büro besonders an, da sie einfach und schnell zu putzen sind und nur kurze Garzeiten haben.

Energiegehalt: 580 kcal
Nährstoffrelation: Kohlenhydrate (66 %), Fett (17 %), Eiweiß (17 %)
Kohlenhydratmenge absolut: 90 g

Vorschlag 5: Pellkartoffeln mit Kräuterquark

5 Kartoffeln
75 g Magerquark
1 Teelöffel Sonnenblumenöl
ca. 1 Eßlöffel gehackte frische Kräuter nach Geschmack, Salz, Pfeffer und etwas Zitronensaft, eventuell durchgepreßten Knoblauch
3 Karotten oder 150 g anderes rohes Gemüse
1 Portion Pudding (150 g)

1 Nektarine oder 1 andere Obstsorte als Nachtisch
Kartoffeln in Wasser oder im Dampfkochtopf weich kochen. Quark mit Öl, den Kräutern, Gewürzen und dem Zitronensaft verrühren. Heiße Kartoffeln schälen und in den kühlen Quark dippen. Gemüse als Rohkostbeilage. Pudding nach Zwischenmahlzeitenvorschlag 10 zu Hause vorbereiten und mit kleingeschnittener Nektarine garnieren. Statt dessen sind auch Grießbrei und Milchreis (Vorschläge 11 und 12 bei den Zwischenmahlzeiten) möglich.
Statt Quark kann auch Hüttenkäse verwendet werden.
Energiegehalt: 680 kcal
Nährstoffrelation: Kohlenhydrate (68 %), Fett (15 %), Eiweiß (17 %)
Kohlenhydratgehalt absolut: 112 g

Vorschlag 6: Schupfnudeln mit Apfelmus

350 g tiefgefrorene Schupfnudeln
15 g Margarine zum Braten
200 g Apfelmus
3 Karotten oder 150 g anderes rohes Gemüse
1 Banane als Nachtisch
Schupfnudeln tiefgefroren in einer Plastikdose ins Büro mitnehmen und im Kühlschrank bis mittags aufbewahren. Margarine in einer Pfanne erhitzen, Schupfnudeln dazugeben und unter wiederholtem Umrühren leicht anbraten. Wenn die Schupfnudeln vollkommen aufgetaut und leicht gebräunt sind (nach ca. 5–10 Minuten), auf einen Teller geben, mit etwas Zimt bestäuben und mit Apfelmus servieren. Gemüse als Rohkostbeilage.
Energiegehalt: 660 kcal
Nährstoffrelation: Kohlenhydrate (62 %), Fett (27 %), Eiweiß (11 %)
Kohlenhydratgehalt absolut: 100 g

Vorschlag 7: Nudelsuppe mit Vollkornbrötchen

250 ml Gemüsebrühe (instant)
50 g Suppennudeln
2 Vollkornbrötchen oder 120 g Brot
1 Scheibe gekochter Schinken
1 Kohlrabi oder 150 g anderes rohes Gemüse
1 Orange oder 1 andere Obstsorte als Nachtisch
250 ml Wasser in einem Topf mit Gemüsebrühe instant (nach Herstellerangaben für diese Wassermenge dosiert) zum Kochen bringen (noch besser ist natürlich zu Hause mit Suppengemüse selbst zubereitete Brühe). Nudeln zugeben und kochen, bis sie weich sind. Suppe mit Salz und Pfeffer würzen. Zur Suppe ein Vollkornbrötchen und ein Schinkenbrötchen essen. Rohes Gemüse als Rohkostbeilage und Obst als Nachtisch.
Als Variation können auch Reis, Kartoffeln oder Gemüse als Einlage verwendet werden. Reis und Kartoffeln sollten allerdings, um Zeit zu sparen, schon gekocht sein, so daß sie in der Suppe nur noch erhitzt werden müssen. Als Gemüse bietet sich Suppengemüse aus der Tiefkühltruhe an. Es entfällt das vorherige Gemüseputzen und die Garzeit ist relativ kurz.
Energiegehalt: 600 kcal
Nährstoffrelation: Kohlenhydrate (68 %), Fett (14 %), Eiweiß (18 %)
Kohlenhydratgehalt absolut: 100 g

Vorschlag 8: Milchreis mit Früchten

75 g Milchreis
ca. 300 ml Milch 1,5 % Fett
ca. 150 g Obst nach Wahl
Milchreis nach Herstellerangaben zubereiten. Fertigen Reis mit etwas Zimt bestreuen und mit kleingeschnittenem frischem Obst servieren.
Energiegehalt: 630 kcal
Nährstoffrelation: Kohlenhydrate (78 %), Fett (10 %), Eiweiß (12 %)
Kohlenhydratgehalt absolut: 100 g

Vorschlag 9: Gemüsereis mit Parmesan

75 g Reis
150 g Mischgemüse (Tiefkühlware)
300 ml Gemüsebrühe (instant)
30 g Parmesan
2 Kiwi oder 1 andere Obstsorte
300 ml Wasser erhitzen und Gemüsebrühe instant nach Herstellerangaben für die Wassermenge zugeben. Reis einstreuen und bei geschlossenem Deckel garen. Kurz vor Ende der Garzeit das Tiefkühlgemüse zugeben, so daß es mitgaren kann. Risotto eventuell noch mit Salz, Pfeffer und frischen Kräutern würzen, auf einem Teller anrichten und mit Parmesan bestreuen. Kiwi als Nachtisch.
Als Gemüse sind besonders schmackhaft Mischungen aus Erbsen, Mais und Paprika. Aber es sind natürlich auch andere Sorten möglich. Tiefkühlgemüse bietet auch hier den Vorteil, daß das Putzen entfällt und die Garzeiten nur kurz sind. Gemeint sind allerdings nur rohe Gemüseprodukte und nicht Rahmgemüse oder ähnliches. Letztere enthalten nämlich in der Regel wieder jede Menge Fett.
Energiegehalt: 600 kcal
Nährstoffrelation: Kohlenhydrate (53 %), Fett (32 %), Eiweiß (15 %)
Kohlenhydratgehalt absolut: 80 g

Jeder dieser Vorschläge benötigt für die Zubereitung nicht länger als 20–30 Minuten. Sie bieten sich insbesondere dann an, wenn zu Hause zumindest am Wochenende gekocht wird, so daß man mit entsprechender Planung die Komponenten für die Büro-Mahlzeiten vorbereiten kann.
Noch ein Wort zu den industriellen Snack-Mahlzeiten, die in Hülle und Fülle im Supermarkt angeboten werden. Das Problem liegt hier bei den Soßen, die, wie bei fast allen Fertigprodukten, in der Regel sehr fetthaltig sind. Dies gilt im übrigen auch für die fertigen Nudelsoßen aus den Gläsern. Hinzu kommt, daß bei fast allen »Komplett-Mahlzeiten« aus der Schachtel – egal ob es sich um Nudel- oder Reisgerichte handelt – die Soßenmenge in Relation zu der Nudel- oder Reismenge viel zu großzügig bemessen

ist. Der Fettanteil der Mahlzeiten wird also in zweifacher Weise in die Höhe getrieben. Daher sollten Sie sich Ihre Soßen lieber selbst zubereiten. Eine zeitsparende Möglichkeit ist beispielsweise, am Wochenende eine größere Soßenmenge zu kochen und in den notwendigen Büro-Portionen einzufrieren. Auf diese Weise können Sie sich einen kleinen Soßenvorrat anlegen, den Sie dann nur noch am Morgen aus dem Tiefkühlfach nehmen müssen. In den Stunden bis zum Verzehr im Büro kann die Soße auftauen und muß nur noch erwärmt werden.

Wenn keine Kochgelegenheit im Büro vorhanden und die Mittagspause zum Kochen einfach zu kurz ist, bleibt als letzte Möglichkeit noch die »Brotzeit«. Sie sollte in jedem Fall zu Hause vorbereitet werden, wobei Sie beim Belegen des Brotes »das kleine Einmaleins« (siehe Seite 88) unbedingt einhalten sollten. Belegte Brote oder Brötchen irgendwo beim Bäcker oder Fleischer zu kaufen, ist mit dem Risiko verbunden, daß der Belag zu fett und zu reichlich ist.
Bei der »Brotzeit« mit von der Partie sollte zudem immer rohes Gemüse sein: Tomate, Gurke, Paprika, Kohlrabi usw. Wenn Sie frisches Gemüse mit aufs Brot legen, wird das Ganze saftiger.
Um die Kalorienmenge von 660 kcal in etwa zu erreichen, sollten Sie 2 – 3 Brötchen oder Klappbrote in ähnlicher Weise wie in den Vorschlägen 7 – 9 bei den Zwischenmahlzeiten belegen. Als Nachtisch bietet sich ein Joghurt oder frisches Obst an. Im folgenden sind 6 Vorschläge als Anregung für die Gestaltung der Mittags-Brotzeit zusammengestellt.

Brotzeitvariante 1

3 Vollkornbrötchen oder 180 g Brot
4 Scheiben (40 g) Bierschinken
1 Scheibe Hartkäse 45 % Fett i. Tr.
2 Gewürzgurken
1 Kohlrabi oder 100 g anderes rohes Gemüse
1 Birne oder 1 andere Obstsorte als Nachtisch
Brötchen mit Wurst und Käse und in Scheiben geschnittener Gewürzgurke belegen. Kohlrabi als Rohkostbeilage schälen und

in große Scheiben schneiden, am besten erst im Büro kurz vor dem Verzehr.
Energiegehalt: 690 kcal
Nährstoffrelation: Kohlenhydrate (58 %), Fett (22 %), Eiweiß (20 %)
Kohlenhydratmenge absolut: 100 g

Brotzeitvariante 2

3 Vollkornbrötchen oder 180 g Brot
10 g Butter oder Margarine
1 Tomate
1 gekochtes Ei
75 g Hüttenkäse
50 g Radieschen
75 g Weintrauben oder 1 andere Obstsorte als Nachtisch
Ein Brötchen mit Butter bestreichen, mit Tomatenscheiben belegen und bei Bedarf leicht salzen. Ein Brötchen mit gekochtem Ei und ein Brötchen mit Hüttenkäse und in Scheiben geschnittenen Radieschen belegen.
Energiegehalt: 650 kcal
Nährstoffrelation: Kohlenhydrate (52 %), Fett (29 %), Eiweiß (19 %)
Kohlenhydratgehalt absolut: 84 g

Brotzeitvariante 3

3 Vollkornbrötchen oder 180 g Brot
75 g Magerquark
Petersilie oder andere frische Kräuter
50 g Radieschen
30 g Camembert 50 % Fett i. Tr.
1 Scheibe Edamer 30 % Fett i. Tr.
1 Paprikaschote oder 1 andere Gemüsesorte
75 g Kirschen oder 1 andere Obstsorte als Nachtisch
Ein Brötchen mit Magerquark bestreichen, mit gehackten frischen Kräutern und eventuell mit Salz und Pfeffer bestreuen; in Scheiben geschnittene Radieschen darauf verteilen. Die anderen

beiden Brötchen mit dem Käse belegen. Paprika als Rohkostbeilage waschen, entkernen und vierteln.
Energiegehalt: 640 kcal
Nährstoffrelation: Kohlenhydrate (54 %), Fett (21 %), Eiweiß (25 %)
Kohlenhydratgehalt absolut: 85 g

Brotzeitvariante 4

2 Brezeln
20 g Butter oder Margarine
50 g Corned beef
100 g Salatgurke oder 1 andere Gemüsesorte
1 Birne oder 1 andere Obstsorte als Nachtisch
Energiegehalt: 620 kcal
Nährstoffrelation: Kohlenhydrate (55 %), Fett (31 %), Eiweiß (14 %)
Kohlenhydratgehalt absolut: 85 g

Brotzeitvariante 5

1 Vollkornbrötchen und 1 Brezel oder 120 g Brot
2 Tomaten
75 g Mozzarella
1 Teelöffel Sonnenblumenöl
frisches Basilikum, Essig und Gewürze
1 Pfirsich
Tomaten in Scheiben schneiden und auf einem großen Teller anrichten. Mozzarella in Scheiben schneiden und darauf verteilen. Mit dem Öl und Essig nach Belieben, mit etwas Salz und Pfeffer würzen und frische Basilikumblätter auf den Mozzarella-Tomaten verteilen. Dazu Brötchen und Brezel verzehren. Diese Mahlzeit sollte in jedem Fall erst im Büro zubereitet werden.
Energiegehalt: 600 kcal
Nährstoffrelation: Kohlenhydrate (49 %), Fett (34 %), Eiweiß 17 %)
Kohlenhydratgehalt absolut: 74 g

Brotzeitvariante 6

200 g Joghurt 1,5 % Fett
60 g Haferflocken
3 Pflaumen
1 Pfirsich
1 Vollkornbrötchen oder 60 g Brot
1 Scheibe gekochter Schinken
Aus Joghurt, Haferflocken und Obst ein Müsli nach dem Muster von Frühstücksvariante 6 zubereiten. Dazu ein Schinkenbrötchen essen.
Energiegehalt: 600 kcal
Nährstoffrelation: Kohlenhydrate (66 %), Fett (15 %), Eiweiß (19 %)
Kohlenhydratmenge absolut: 96 g

Auch zu diesen Mahlzeiten sollten natürlich 2–3 Gläser Mineralwasser oder Fruchtsaftschorle getrunken werden. Die mit frischem Gemüse belegten Brote sollten nach Möglichkeit erst im Büro kurz vor dem Verzehr belegt werden, damit sie wirklich schön saftig und frisch schmecken. Außerdem sind die Brote so auch einfacher zu transportieren. Die notwendige Ausrüstung an Besteck, Geschirr und Schäler sollte schon wegen der Zwischenmahlzeiten im Büro vorhanden sein (vgl. Seite 95).
Die als Alternative zur Kantine dargestellten Möglichkeiten sind gleichwertig, insbesondere dann, wenn in der Regel das Kantinenessen genutzt wird und es nur darum geht, einzelne Tage mit ungünstigen oder weniger ansprechenden Gerichten zu überbrücken. Als vollkommener Kantinenersatz ist die Kombination aus den drei genannten Alternativen die günstigste Lösung: beispielsweise Montag und Dienstag Zubereitung des Mittagessens in der Büro-Küche, indem man Vorgekochtes vom Wochenende einsetzt; die restlichen drei Arbeitstage kann man dann so gestalten, daß man abwechselnd ins Restaurant geht oder eine kleine Brotzeit im Büro ißt. Auf diese Weise erreichen Sie die größte Abwechslung. Immer nur Brotzeit oder immer das gleiche Restaurant werden schnell langweilig. Auch beim Kochen im Büro während der Mittagspause sind der Variationsbreite der Gerichte einfach Grenzen gesetzt, sowohl durch die Ausstattung der Büro-

küchen als auch zeitlich durch die begrenzte Mittagspause. Gerade aber unter Nutzung vorgekochter Speisen von zu Hause und in Kombination mit den anderen beiden Möglichkeiten – Restaurant-Besuch und Brotzeit – ist es durchaus praktikabel.

Das Abendessen ohne Ablenkungen genießen

Abends sollten möglichst keine »schweren« Mahlzeiten mehr eingenommen werden. Das ist aber nur möglich, wenn tagsüber ausreichend gegessen und insbesondere auch die Zwischenmahlzeit am Nachmittag eingehalten wurde. Wer mit Heißhunger zu Hause ankommt, wird sich schwerlich beherrschen können. Daneben gibt es noch einige andere Gründe, warum das Abendessen so oft in ein »Abendschlemmen« umschlägt:

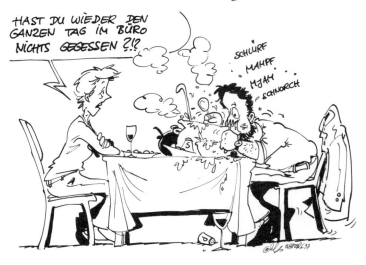

- Häufig wird mit dem Essen das Ausspannen von der beruflichen Hektik verbunden: Essen als Entspannung und weniger aus Hungergefühlen heraus ist die Folge.
- Beim Abendessen wird häufig gleichzeitig der Fernseher angestellt oder Zeitung gelesen. Das lenkt vom Essen ab: Man ach-

tet nicht auf das Hunger-Sättigungsgefühl und weiß meist auch gar nicht mehr so genau, wie viele Brote man bereits gegessen hat.
- Der Abendbrottisch wird oft sehr üppig und reichhaltig gedeckt: verschiedene Wurst- und Käsesorten, Fleisch- und Wurstsalate und ähnliches. Die Lust am Essen wird dadurch natürlich verstärkt und man kann nur schwer aufhören, obwohl man bereits das erste Sättigungsgefühl verspürt.

Deshalb sollten Sie die folgenden Regeln beim Abendessen beachten:
- Versuchen Sie, vor dem Abendessen eine Entspannungspause einzulegen, indem Sie sich etwas Gutes tun. Zum Beispiel sich ein Viertelstündchen hinlegen und schöne Musik hören, die Zeitung lesen, das Fernsehgerät einschalten.
- Verzichten Sie während des Essens auf Fernsehen oder andere Ablenkungen. Genießen Sie dafür das Essen in vollen Zügen und freuen Sie sich daran, daß Sie sich jetzt so richtig Zeit lassen können.
- Portionieren Sie sich Ihr Abendessen auf einem Teller vor: die Scheiben Brot, Käse und Wurst. Der Umfang sollte in etwa dem des Frühstücks entsprechen, also zwei Brötchen oder 120 g Brot mit etwa 50–60 g Belag nicht überschreiten. Sie zwingen sich damit, aufzustehen und erneut in die Küche zu gehen, wenn Sie Ihr »Abendlimit« überschreiten wollen. Dieses Aufstehen verschafft Ihnen zumindest die Gelegenheit, sich des geplanten Nachschlags bewußt zu werden und vielleicht doch noch einmal in sich hineinzuhören, ob Sie tatsächlich noch Hunger haben.

Das eigene Verhalten ändern

Die »Psychologie« der Kaffeetasse

Arbeit am Schreibtisch ist in unseren Breitengraden unweigerlich mit dem Genuß von Kaffee verbunden. Ein Büro ohne Kaffeemaschine ist vollkommen unvorstellbar. Ohne Kaffee geht überhaupt nichts. Das erste, was man bei einer Besprechung oder einem Beratungsgespräch angeboten bekommt, ist Kaffee. Wie selbstverständlich stehen in Tagungsräumen die Kaffeetassen auf dem Tisch. Kaffee scheint das Lebenselixier der Arbeitswelt zu sein.

Was steckt nun eigentlich im Kaffee? Im wesentlichen sind es zwei Inhaltsstoffe, die seine Wirkung bestimmen: **Koffein und Kaffeesäuren**. Die Kaffeesäuren spielen eine große Rolle bei der Bekömmlichkeit. Sie lösen bei manchen Menschen Sodbrennen und Magendrücken aus. Bei den sogenannten magenschonenden Kaffeesorten wird der Gehalt an Kaffeesäuren durch besondere Herstellungsprozesse reduziert.

Koffein hat mehrere Wirkungen. Eine davon hat wohl jeder, der regelmäßig Kaffee trinkt, schon am eigenen Leib erfahren: Kurze Zeit nach dem Kaffeegenuß muß man die Toilette aufsuchen. Koffein wirkt nämlich harntreibend. Außerdem erweitert es die Blutgefäße, steigert die Herzfrequenz und regt insgesamt das Herz-/Kreislaufsystem sowie die Durchblutung an. Durch seine Wirkung auf das Zentrale Nervensystem kann es Müdigkeit vertreiben, die geistige Aufnahmefähigkeit, die Gedächtnisleistung und die Denkfähigkeit verbessern.

Diese positiven Effekte treten allerdings nicht auf, wenn man bereits topfit und hellwach ist. Aus dieser Sicht hat Kaffeetrinken dann eigentlich keinen Sinn. Es ist wichtig zu wissen, daß die günstigen Wirkungen des Koffeins auch ins Gegenteil umschlagen können. 1–3 Tassen Kaffee werden als sogenannte therapeutische Menge bezeichnet, die uns aus einem müden und schlappen Zustand wieder auf die Beine helfen. Wird diese Menge aber deutlich überschritten, kann es zu Ruhelosigkeit, Herzrasen und Nervosität kommen – Begleitumstände, die insbesondere das Ausspannen am Abend erschweren. Wie ein »aufgescheuchtes Huhn« fühlt man sich dann zu Hause und kommt einfach nicht zur Ruhe. Eigentlich ist man müde, man kann aber trotzdem nicht schlafen. Überlegen Sie in solchen Situationen einmal, wieviel Kaffee Sie im Tagesverlauf getrunken haben. War es wieder einmal so ein »Liter-Tag«, wo Sie praktisch nur Kaffee getrunken haben?

Kaffee hat jedoch im Büroalltag auch sehr wichtige psychologische Wirkungen: Die heiße Tasse Kaffee in der Hand, an der man sich so schön festhalten und wärmen kann, steht für die kleine, kurze Ruhepause in all der Hektik, die man sich zwischendurch als Belohnung für die geleistete Arbeit gönnt, für das heimelige Gefühl im unpersönlichen Büro, einfach für das Sich-wohl-Fühlen.

Beobachten Sie sich einmal selbst, in welchen Situationen Sie sich Kaffee holen, und wie Sie sich beim Trinken fühlen. Geht es in den meisten Fällen nicht einfach nur darum, den Arbeitstrott wenigstens einmal für 5 Minuten zu unterbrechen? Sagen Sie sich selbst nicht auch oft: »Jetzt gönne ich mir mal eine Tasse Kaffee!«? Ist es immer die Lust auf Kaffee oder nicht oft einfach nur das Bedürfnis, etwas Heißes zu trinken?

Grundsätzlich ist gegen den Genuß von Kaffee nichts einzuwenden. Zuviel Kaffee ist allerdings wegen seiner dann überanregenden Wirkung ungünstig. Und in vielen Fällen geht es eben auch gar nicht darum, daß man den Kaffee zur Anregung braucht. Es ist einfach Gewohnheit, teilweise vielleicht auch Gruppenzwang, weil alle einen Kaffee trinken, und es bietet eine günstige Gelegenheit, sich einmal eine kleine Pause zu verschaffen. Denn der Gang zur Kaffeemaschine ist die Möglichkeit einer völlig unauffälligen Arbeitsunterbrechung.

Kaffee sollte jedoch als Genußmittel betrachtet werden und dementsprechend mit voller Aufmerksamkeit und Genuß getrunken werden. Dabei bietet es sich an, ihn vornehmlich dann einzusetzen, wenn man tatsächlich einen echten Tiefpunkt erreicht hat: also am Morgen, um wach zu werden, und nach dem Mittagessen oder am Nachmittag, wenn die Müdigkeit und Trägheit uns schon aufgrund der physiologischen Leistungskurve (Abbildung 5) überfällt. Dabei sollte man sich bei beiden Gelegenheiten auf 1–2 Tassen Kaffee beschränken, so daß insgesamt pro Tag die Menge von 4 Tassen nicht überschritten wird. Die kleine Unterbrechung der Arbeit kann man sich auch durch andere warme Getränke verschaffen, wie einen leichten Tee oder Kakao. Tee sollte dabei möglichst 3–5 Minuten ziehen. Dabei wird das auch im Tee enthaltene Koffein abgebaut, und er wirkt eher beruhigend – nicht jedoch etwa einschläfernd.

Zur Erinnerung: Als Durstlöscher und Hauptlieferant für den Flüssigkeitsbedarf des Körpers sollten Mineralwasser, Fruchtsaftschorlen oder ungesüßte Früchtetees eingesetzt werden. Kaffee und schwarzer Tee sind zum Genießen da, nicht, um sie in Mengen in sich »hineinzuschütten«.

Dextrose – Geheimwaffe oder Bumerang?

Dextrose oder Glucose oder auch einfach Traubenzucker wird immer wieder als der schnelle Energieschub für jede Lebenslage angepriesen. In der Tat geht Traubenzucker – pur eingenommen – schnell ins Blut (vgl. Abbildung 8). Es stellt sich allerdings die Frage, ob dies während der Büroarbeit wünschenswert ist. Denn für die Sicherung der geistigen Leistungsfähigkeit ist in erster Linie die Stabilität des Blutzuckerspiegels und weniger ein Auf und Ab erstrebenswert.

Zu betonen ist an dieser Stelle noch einmal, daß der in Abbildung 8 dargestellte reaktive Unterzucker nicht bei jeder Traubenzuckereinnahme entstehen muß. Wird er im Anschluß an ein reichhaltiges Mittagessen verzehrt, wird seine Aufnahme ins Blut durch die bereits im Magen und Darm befindlichen Fette, Eiweiße und vor allem Ballaststoffe gewaltig verzögert. Allerdings ist es nach einer halbwegs kohlenhydratreichen Mahlzeit auch völlig unsinnig, Traubenzucker zu essen. Im nüchternen Zustand dagegen ist die Gefahr, den Blutzuckerspiegel aus dem Gleichgewicht zu bringen, schon eher gegeben, wobei dies entscheidend von der aufgenommenen Traubenzuckermenge abhängt. Es gibt Studien, die belegen, daß die Aufnahme von geringen Traubenzuckermengen den Blutzuckerspiegel auf ein höheres Niveau anhebt (ohne daß dabei ein Überzucker entsteht) und dadurch die geistige Leistungsfähigkeit verbessert.

In der Praxis lassen sich diese Erkenntnisse jedoch nur schwer umsetzen. Denn wieviel Traubenzucker ist in welcher Ernährungssituation (z.B. nüchtern oder 2 Stunden nach einer Mahlzeit) notwendig? Und eines darf beim Thema Traubenzucker natürlich nicht vergessen werden: Er liefert zwar die nötige Energie in der richtigen Form, aber an anderen lebensnotwendigen Nährstoffen hat er sonst nichts zu bieten. Da er auch überhaupt keine Ballaststoffe enthält, besteht praktisch das ganze Traubenzuckertäfelchen aus Kalorien. Jedes Gramm Traubenzucker, das aufgenommen wird, muß bei einer Mahlzeit auf dem Teller in Form eines anderen Lebensmittels eingespart werden.

Insgesamt sicherer, sowohl für die Stabilität des Blutzuckerspiegels als auch für die Nährstoffversorgung, ist die bereits beschriebene Ernährungsstrategie:
– Einhalten von 5 Mahlzeiten am Tag, in denen vorwiegend Lebensmittel verzehrt werden, die neben Kohlenhydraten auch Ballaststoffe und andere lebenswichtige Nährstoffe enthalten,
– Kombination von zuckerhaltigen Lebensmitteln mit Produkten, deren Kohlenhydrate langsamer verfügbar sind. Sowohl für das Frühstück als auch für die Zwischenmahlzeiten sind hier viele Beispiele zu finden. Durch die Aufnahme von Marmelade, Zucker und Konsorten im Verbund mit jeder Menge anderer Nährstoffe und vor allem Ballaststoffen haben sie nicht mehr die starken Auswirkungen auf den Blutzuckerspiegel.

Traubenzucker kann aber der Rettungsanker schlechthin sein, wenn Sie zum Beispiel in eine wichtige Besprechung oder Verhandlung müssen und Ihnen der Magen knurrt. Für eine Mahlzeit, auch eine kleine Zwischenmahlzeit, haben Sie jedoch keine Zeit mehr. In dieser Situation bleibt Ihnen kaum etwas anderes übrig, als dem Blutzuckerspiegel schnell wieder auf die Beine zu helfen, indem Sie ein Stück Traubenzucker essen. Denn Ihre Konzentrationsfähigkeit ist in jedem Fall mit Traubenzucker besser als ganz ohne Kohlenhydrate. Für alle Fälle sollten Sie sich den Traubenzucker insbesondere bei längeren Besprechungen als Energiereserve mitnehmen. Dabei reichen geringe Mengen bereits aus. Gerade bei einem hochkonzentrierten Lebensmittel wie dem Traubenzucker muß man nicht gleich das ganze Päckchen essen. Ein Täfelchen ist genug! Und übrigens: Statt mit dem teuren Traubenzucker erreichen Sie denselben Effekt auch mit dem wesentlich billigeren Würfelzucker.

Worauf wir getrost verzichten können: Süßstoffe

Süßstoffe stehen immer wieder oder immer noch im Kreuzfeuer der Kritik. Zum einen wurden in der Tat in den letzten Jahren einige verboten, da sie im Verdacht stehen, Krebs zu erregen. Zum anderen wird von einigen Experten auch ihr Wert gerade für die Gewichtsabnahme in Frage gestellt. Zwar enthalten Süßstoffe keine Kalorien, dafür sättigen sie aber auch weniger und führen dadurch schneller wieder zum Hungergefühl.
Hinzu kommt das »Light-Syndrom«: Der kalorienarme Genuß von mit Süßstoffen angereicherten Joghurts, Puddings und Quarkspeisen verleitet dazu, die durch den Süßstoff eingesparten Kalorien durch eine größere Menge zu kompensieren. Auch über die Wirkung der Süßstoffe auf den Blutzuckerspiegel sind sich die Experten nicht einig: Es gibt Studien, die belegen, daß Süßstoffe den Blutzuckerspiegel nicht verändern, als auch andere, aus denen hervorgeht, daß sie einen Unterzucker und damit ein Hungergefühl auslösen können.
Wie auch immer die wissenschaftliche Sachlage um Gesundheitswert und Blutzuckerspiegel stehen sollte: Entscheidend ist, daß Süßstoffe für einen gesunden Menschen vollkommen überflüssig sind. Der süße Genuß, den fast jeder von uns braucht, ist auch ohne Süßstoffe problemlos möglich. Die meisten Vorschläge bei den Zwischenmahlzeiten sind darauf ausgerichtet.
Süßstoffe bringen uns nur noch mehr in den Teufelskreis des »Süße-Bedürfnisses«. Insbesondere dann, wenn ständig mit diesen Mitteln angereicherte Getränke wie Tee, Kaffee und Limonade getrunken werden, verändert sich unser Geschmacksempfinden. Damit wir noch etwas als wirklich süß empfinden

können, benötigen wir immer mehr Zucker oder Ersatzstoffe. Und damit fangen die Probleme erst richtig an. Daher ist es wichtig, seinen Geschmack umzuerziehen: Ungesüßte Getränke als Durstlöscher und nur mit Obst verfeinerte Joghurts schmecken nach kurzer Umgewöhnungszeit hervorragend. Dann empfindet man auch »normalen« Kuchen wieder als richtig süß.

Mal etwas anders gedeckt: Der Besprechungstisch

Bei Besprechungen, die länger als eine Stunde dauern, findet sich fast überall das gleiche Bild auf den Tischen: Kaffee und Kekse. Nun sind Kekse sicherlich besser als gar nichts. Aber optimal? Gerade bei morgendlichen Besprechungen, die in der Regel um zehn Uhr, also zur besten Zwischenmahlzeit-Pause stattfinden, sind Kekse nicht erste Wahl. Warum nicht mal andere Wege gehen und einen der folgenden Vorschläge zum »Knabbern« verwirklichen?

- Frisches Obst in mundgerechte Scheiben geschnitten, wie zum Beispiel Apfelachtel, Orangenstücke, Bananenhälften, Birnenviertel,
- Vollkornbrötchen mit Butter und Marmelade oder Honig bestrichen und in mundgerechte Stücke geschnitten (jede Brötchenhälfte beispielsweise noch einmal halbiert),
- frische Brezeln, eventuell mit je 10 g Butter bestrichen und halbiert oder geviertelt,
- frische Kornspitzbrötchen mit gekochtem Schinken, in mundgerechte Stücke geteilt,
- in der Mitte geteilte Knäckebrotscheiben mit Magerquark bestrichen,
- Obstkuchen vom Blech, entsprechend dem Zwischenmahlzeitenvorschlag 13, natürlich ohne Sahne.

Bei längeren Besprechungen muß unbedingt (im voraus) für die Verpflegung gesorgt werden: entweder mit einem gemeinsamen Mittagessen in der Kantine oder im Restaurant oder mit einem gut organisiertem Imbiß. Käse- und Wurstbrote, belegt nach dem »Einmaleins« ab Seite 88, kombiniert mit Rohkost oder

Salat, bieten sich hier an. Die Art und Weise, wie man die Brote oder Brötchen belegt, sollte auch hier nicht dem Zufall überlassen werden: Sie, als Organisator oder auch Teilnehmer der Besprechung, sollten Wert auf die Auswahl fettarmer Käse- und Wurstsorten legen und auch auf das Verhältnis von Brot zu Belag achten. Besprechen Sie Ihre Wünsche mit dem zuständigen Serviceman, der Ihnen den Imbiß liefert. Warum sollten Sie ihm die Entscheidung über Ihre Ernährung überlassen?

Seien Sie länger fit als Ihr Gesprächspartner...

...indem Sie sich auf eine anstehende Besprechung nicht nur inhaltlich, sondern auch ernährungsmäßig top vorbereiten! Dazu gehört, daß Sie Ihre Mahlzeiteneinnahme auf die Besprechungszeiten abstimmen. Wenn um halb elf ein Termin angesetzt ist, sollten Sie unbedingt noch vorher Ihre Zwischenmahlzeit einnehmen. Steht für den frühen Nachmittag ein Gespräch an, gehen Sie früher zum Mittagessen. Nehmen Sie sich für lange Verhandlungen über mehrere Stunden kleine Kohlenhydratreserven mit, die Sie schnell zwischendurch essen können, wie zum Beispiel Bananen, Brezeln, kleine Schinkenbrote oder ähnliches. Wenn Sie merken, daß Ihre Konzentration mitten im Gespräch nachläßt, essen Sie ein Stück Zucker oder trinken Sie ein Glas Saft.

Auf einen Blick:
Der Weg zum Ziel

Eigentlich sollte Ihnen nun eine erfolgreiche Umstellung der Ernährung gelingen. Rekapitulieren wir, indem wir versuchen, die eingangs gestellten Fragen zu beantworten:

Was will ich erreichen?

Hohe Konzentrationsfähigkeit und Denkleistung, insgesamt also optimale Leistungsfähigkeit insbesondere im mentalen Bereich, und zwar während der gesamten Arbeitszeit!
Keine Gewichtszunahme trotz überwiegend sitzender Tätigkeit.

Was braucht mein Körper dafür?

Grundsätzlich benötigt der Körper für eine optimale Leistungsfähigkeit alle lebensnotwendigen Nährstoffe in ausreichenden Mengen bei einer ausgeglichenen Kalorienbilanz. Für die mentale Leistungsfähigkeit sind folgende Faktoren von besonderer Bedeutung:

1. Eine grundsätzlich kohlenhydratbetonte Ernährungsweise, da Kohlenhydrate als primäre Gehirnnahrung die Funktions- und Leistungsfähigkeit der Gehirnzellen gewährleisten.
2. Eine fettarme Ernährung,
   - da Fett durch lange Verdauungszeiten den Körper am stärksten belastet und dadurch Trägheit und Müdigkeit nach den Mahlzeiten stärker ausgeprägt sind,
   - da Fett bei überwiegender Kopfarbeit nur in geringen Mengen verbraucht wird und deshalb bei fettreicher Ernährung die größte Gefahr der Gewichtszunahme besteht,

- da bei hoher Fettaufnahme zuwenig Kalorien aus dem täglich begrenzten Energiebedarf für die Gehirnnahrung »Kohlenhydrate« übrigbleiben.
3. Die regelmäßige Nahrungsaufnahme in Form von 5 Mahlzeiten pro Tag, die so verteilt werden sollten, daß etwa alle 2–3 Stunden eine Mahlzeit eingenommen wird,
   - da unser Körper nur über kleine Kohlenhydratspeicher verfügt und etwa alle 2–3 Stunden Nachschub benötigt,
   - da 5 kleinere Mahlzeiten im Vergleich zu 3 größeren Mahlzeiten den Körper weniger ermüden,
   - da kleinere Mahlzeiten nicht so schnell ansetzen wie große,
   - da eine regelmäßige Nahrungsaufnahme dem Heißhunger und somit unkontrolliertem und hastigem Essen am besten vorbeugt und damit der Gefahr einer zu hohen Kalorienaufnahme mit Körpergewichtszunahme entgegenwirkt.
4. Regelmäßiges und ausreichendes Trinken von mindestens 2 Litern täglich, denn der Körper benötigt zur optimalen Funktion des Stoffwechsels und zur Ausscheidung von Abfallprodukten dringend Flüssigkeit.

Wie kann ich dem Körper geben, was er braucht?

1. Durch konsequente Bevorzugung der kohlenhydratreichen und gleichzeitig fettarmen Lebensmittel – Getreide und Getreideprodukte, Brot, Nudeln und Kartoffeln –, indem bei jeder Mahlzeit mindestens einer dieser Kohlenhydratlieferanten mit auf dem Teller liegt.
2. Durch reduzierten Verzehr der Lebensmittel, die keine oder sehr wenig Kohlenhydrate enthalten – Fleisch, Fisch, Wurstwaren, Fischerzeugnisse, Käse, Streichfette und Öle –, indem die folgenden **Faustregeln** eingehalten werden:

- Verzehr von Joghurt, Käse, Wurst, Fleisch und Fisch niemals »solo«, sondern nur in Kombination mit klassischen Kohlenhydratlieferanten, zum Beispiel Joghurt immer mit Haferflocken, Müsli oder anderem Getreide; Wurst und Käse immer mit Brot; Fleisch und Fisch immer mit kohlenhydratreichen und fettarmen Beilagen (Kartoffeln, Reis, Nudeln),
- bei warmen Mahlzeiten 60–70 Prozent fettarme Beilagen und Gemüse und nur 30 bis maximal 40 Prozent Fleisch oder Fisch und Soße,
- bei belegten Broten Begrenzung des Belags auf die Hälfte des Brotgewichtes.
3. Durch gezielte Auswahl fettarmer Lebensmittel wie fettarme Käse- und Wurstsorten und fettarme Fleisch- und Fischsorten.
4. Durch den Verzehr von mindestens 200 g Gemüse und 3 Stück Obst pro Tag.

Fazit

- Planen Sie die Ernährung im voraus und überlassen Sie nichts dem Zufall.
- Bereiten Sie Ihr Frühstück unter Einhaltung der Faustregeln der Seiten 71/72 zu Hause zu und essen Sie es dort in Ruhe.
- Bereiten Sie Ihre Zwischenmahlzeiten zu Hause vor. Beachten Sie dabei das Kapitel »Bürotaugliche Zwischenmahlzeiten«, S. 91, sowie das »Einmaleins des Brotbelags«, Seite 88.
- Sorgen Sie im Büro für die richtige Ausrüstung: Bringen Sie Geschirr, Besteck und Vorräte selbst mit und deponieren Sie diese in Ihrer Schreibtischschublade, wenn es keine Personalküche gibt (vgl. Seite 95).
- Wählen Sie das Kantinenessen bewußt aus. Beherzigen Sie dabei die Tips und Faustregeln von Seite 105 bis 111. Planen Sie vorher, wann Sie in der Kantine essen wollen und wann Sie etwas mitbringen müssen.
- Sorgen Sie für ausreichend Getränkealternativen zum Kaffee, zum Beispiel durch Einführung eines Mineralwasserkastens im Büro.
- Essen Sie abends nur kleine Mahlzeiten, keinesfalls die Hauptmahlzeit.

- Ohne den Willen zur Änderung geht – wie im Berufsleben – auch in punkto Ernährung nichts voran!

Ernährungsumstellung bedeutet immer, an sich selbst zu arbeiten, und kostet damit Mühe. Wenn die Umstellung jedoch geschafft ist, ist es auch mit der Mühe vorbei. Denn das meiste ist dann Routine.

So gravierend sind die Umstellungen übrigens gar nicht. Noch einmal zur Erinnerung: Es geht hier nicht darum, auf reine Biokost umzusteigen. Es geht darum, auch beim Essen den Verstand einzuschalten und vorauszuplanen.

Register

A

Abendessen 32ff., 124f.
Ansetzen 25
Ausrüstung 95f.

B

Ballaststoffe 42, 45
Besprechungen 130, 132f.
Blutzuckerspiegel 17, 22, 40ff., 79, 129f.
Brot 46f., 84f.
Brotbelag 73, 88
Brotzeit 120ff.

C

Calcium 54

D

Denkleistung 16, 135
Dextrose 129ff.
Diät 62

E

Einkaufstips 70
Energiebilanz 20
Energiegewinnung 14
Energienachschub 15
Energiespeicherung 33
Ernährungsfehler 31ff.

F

Fett 50ff.
Fettdepots 26
Fettsäuren 50
Fettzufuhr 32
Fisch 55
Fleisch 55f., 58, 103f.
Flüssigkeitsbedarf 129
Frühstück 31, 71ff., 82, 85

G

Gemüse 49, 91f.
genießen 64
Gerichte, fleischlose 111
Gewichtszunahme 26

H

Heißhunger 18f., 21, 29, 101, 124
Hunger 14, 17, 42
Hunger, kleiner 11, 14, 17f., 93

J

Joghurt 92f.

K

Kaffee 85f., 127f.
Kalorienaufnahme 33
Kalorienbedarf 28, 50, 72
Kalorienträger, leere 44, 58

Kalorienzufuhr 32
Kantine 106
Kantinenessen 32, 105ff., 123
Kartoffeln 48
Käse 53ff., 77
Koffein 127
kohlenhydratbetont 27, 38f., 48, 107
Kohlenhydratlieferanten 40ff.
Kohlenhydratspeicher 14, 17, 71
Kohlenhydratzufuhr 22
Konzentrationsfähigkeit 9, 17, 30, 71, 130, 135

L

Lebensfreude 64
Lebensmittelauswahl 37, 39
Leistungsfähigkeit 9, 16, 21ff., 26, 71
Leistungskurve 24, 129
Leistungssport 9
Light-Produkte 60ff.

M

Mahlzeitenrhythmus 27, 32
Margarine 52, 63
Mikrowelle 113
Milch 52f.
Milchunverträglichkeit 80
Mittagessen 31ff., 102f.
Mittagstief 24
Morgenmuffel 89f.

Müsli 80ff., 97
Müsliriegel 94f.

N

Nährstoffbedarf 19, 43ff., 49, 54
Nährstoffe 14f., 37
Nährstoffrelation 27, 37f., 49, 69, 73, 75, 77, 110
Nahrungsmittelgruppen 39
Nährwertanalyse 38, 82
Nervensystem, Zentrales 16f., 28, 31, 127

O

Obst 49f., 84, 91f.

P

Pausen 30

R

Restaurantbesuch 112

S

Salat 104f.
Schokoladenheißhunger 12
Schokoriegel 94f.
Snack-Mahlzeiten 119
Soßen 119
Süßigkeiten 19ff., 41f., 58f., 101
Süßstoffe 131

T

Tiefkühlware 106, 113, 119
Traubenzucker 16, 41, 129ff.
Trinken 30, 59f., 67, 111

U

Unterhautfettgewebe 14, 25
Unterzucker 17, 41f., 129

V

Vollkorn 45ff.

W

Weißmehlprodukte 45
Wurst 55ff.

Z

Zucker 19, 81f.
Zucker, isolierte 41, 59
Zwischenmahlzeiten 21f., 29, 91ff., 95

Weitere Titel aus dem humboldt-Programm

Gesundheit & Medizin

Allgemein

	ISBN 3-581-
Sauna	66406-2
Homöopathie – Naturmedizin für jedermann	66553-0
Ratgeber Wechseljahre	66589-1
Naturkosmetik	66648-8
Atmen Sie richtig?	66694-4
Akupressur	66700-2
Empfängnisverhütung	66708-8
Fußreflexzonenmassage	66711-8
Erkrankungen im Alter	66719-3
Laborwerte im Klartext	66789-4
Das Immunsystem mental stärken	67075-5

Besondere Themen

Aktiv gegen Cellulite	66640-5
Gesundheitsratgeber Cholesterin	66671-5
Neurodermitis – Wege zur Linderung	66693-6
Aktiv gegen Osteoporose	66724-x
Asthma und chronische Bronchitis	66738-x
Diagnose: Alzheimer	66739-8
Schuppenflechte	66740-1
Natürlich schöne Haut	66764-9
Dem Schnupfen was husten	66796-7
Pilzinfektionen vorbeugen und heilen	66799-1
Das Pickelbuch	67061-5
Kopfschmerzen und Migräne	67081-x
Wenn die Haare ausgehen...	67087-9
Teebaumöl	67093-3
Schlafstörungen	67097-6

Entspannung

Autogenes Training	66336-8
Entspannungs-Training	66430-5
Entspannungs-Training (Buch/Cassette)	66809-2

Selbsthilfe durch Autogenes Training	66466-6
Entspannungsgymnastik für Hals und Schultern	66761-4
Ayurveda – Entspannung für Körper und Seele	66788-6
Tai Chi easy	66956-0
Qi Gong easy	66957-9
Shiatsu easy	66961-7
Feldenkrais easy	66962-5
Wyda easy	66963-3
Bioenergetik easy	66964-1
Keine Macht dem Streß	66982-x

Ernährung

Diät für Diabetiker	66257-4
300 alkoholfreie Mixgetränke	66396-1
Heilfasten – gesund + schlank	66407-0
Diabetiker-Backbuch	66570-0
Was ist heute noch gesund?	66725-8
Vitamine & Mineralstoffe	66762-2
Zucker und Konsorten	66797-5
Ernährung sportiv	66950-1
Trennkost easy	66983-8
Kaffee, Kekse und Kantine?	67094-1

Gymnastik

Schwangerschafts-Gymnastik	66468-2
Gymnastikball easy	66973-0
Gesichtsgymnastik easy	66974-9
Rückenschule easy	66975-7

Yoga

Das ist Yoga	66082-2
Yoga für Frauen	66588-3
Gesund mit Yoga	66765-7
Das große Yoga-Buch	66943-9
Yoga easy	66955-2